MF1018_2

INTERVENCIÓN EN LA ATENCIÓN SOCIOSANITARIA EN INSTITUCIONES

MF1018_2

INTERVENCIÓN EN LA ATENCIÓN SOCIOSANITARIA EN INSTITUCIONES

BEATRIZ CORONADO GARCÍA

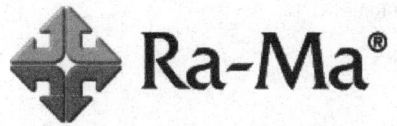

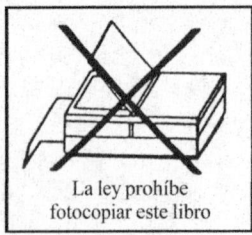

La ley prohíbe
fotocopiar este libro

MF1018_2 - Intervención en la atención sociosanitaria en instituciones
Thema: MBPN Asistencia domiciliaria / Residencias de personas mayores / Residencias
Bisac: FAM017000
© Beatriz Coronado García
© De la edición: Ra-Ma 2025

Editado por:
RA-MA Editorial
Calle Jarama, 3A, Polígono Industrial Igarsa
28860 PARACUELLOS DE JARAMA, Madrid
Teléfono: 91 658 42 80
Fax: 91 662 81 39
Correo electrónico: *info@grupoeditorialrama.com*
Internet: *www.ra-ma.es* y *www.ra-ma.com*
ISBN: 979-13-8776-407-4
Depósito legal: M-6902-2025
Maquetación: Antonio García Tomé
Diseño de portada: Antonio García Tomé
Filmación e impresión: Safekat
Impreso en España en abril de 2025

A mi familia

Índice

Acerca de la autora

Beatriz Coronado García

Máster en Prevención de Riesgos Laborales (3 especialidades) por la Universidad Francisco de Vitoria (2020-2021). Intensivo de experto en desarrollo de aplicaciones web por la Universidad San Jorge–SEAS (2021-2022). Grado en Sociología por la Universidad Rey Juan Carlos (2013-2017).

Profesional autónoma especializada en la gestión de proyectos editoriales y desarrollo de contenido formativo, con experiencia en tecnologías educativas y desarrollo web. Actualmente, trabaja con varias editoriales. Tiene experiencia en la utilización de diversas IA en el entorno laboral: ChatGPT 4.0, Copilot, Perplexity, Gemini y Midjourney, así como en el manejo de Microsoft 365 Business Standard. Además, cuenta con amplios conocimientos en lenguajes de programación como HTML5, CSS3 y JavaScript, y en sistemas de gestión de contenidos como WordPress.

Contacto

Introducción

La atención sociosanitaria en instituciones demanda una intervención integral que aborde tanto el reconocimiento de las necesidades especiales de las personas dependientes como la prestación de cuidados sanitarios de calidad. La aplicación adecuada de técnicas de observación, asistencia sanitaria, movilización y primeros auxilios resulta esencial para garantizar el bienestar, la seguridad y la calidad de vida de los usuarios. Este manual se ha diseñado para ofrecer una guía completa y práctica, orientada a los profesionales que actúan en el ámbito sociosanitario institucional, aportando herramientas teóricas y prácticas adaptadas a las diversas situaciones que se presentan en el día a día.

La intervención en la atención sociosanitaria va más allá de la simple ejecución de tareas; implica la identificación de situaciones especiales, como usuarios sin red de apoyo o familias desestructuradas, y la aplicación de protocolos específicos que aseguren una atención integral. Asimismo, se enfatiza la importancia de participar activamente en el cuidado sanitario, colaborar en la movilización y garantizar respuestas efectivas ante urgencias, siempre con miras a prevenir riesgos y promover un entorno seguro y confortable.

A través de este material, se facilitarán conocimientos y procedimientos orientados a optimizar la atención y el acompañamiento de las personas dependientes. La integración de fundamentos teóricos, ejemplos prácticos, esquemas y actividades de reflexión permitirá a los profesionales mejorar la calidad de su intervención, minimizando riesgos y potenciando la autonomía y el bienestar del usuario.

Visión general del contenido

Este módulo se estructura en cinco capítulos, cada uno orientado a abordar de manera integral los distintos aspectos que intervienen en la atención sociosanitaria en instituciones:

Capítulo 1. reconocimiento de las necesidades especiales de las personas dependientes

En este apartado se profundiza en la identificación y valoración de las particularidades de los usuarios, considerando contextos especiales y la evolución de su estado funcional. Se abordan temas como:

- ▸ Situaciones especiales: usuarios sin familia y familias desestructuradas.

- ▸ Observación y registro de la evolución funcional y del desarrollo de actividades de atención física.

- ▸ Aplicación de técnicas e instrumentos de observación adaptados a las características individuales del usuario.

- ▸ Conocimiento y utilización de ayudas técnicas y tecnológicas que faciliten la vida cotidiana.

Capítulo 2. participación en la atención sanitaria para personas dependientes en el ámbito sociosanitario

Este epígrafe se centra en la integración de conocimientos teóricos y prácticos para la prestación de cuidados sanitarios. Se incluyen aspectos como:

- ▸ Estudio de la anatomofisiología y de las patologías más frecuentes en el entorno sociosanitario.

- ▸ Participación en la toma de constantes vitales.

- Intervención en la administración de medicación por vías oral, tópica y rectal, incluyendo cuidados específicos en personas con diabetes.
- Colaboración en la aplicación de técnicas de aerosolterapia y oxigenoterapia, así como en tratamientos locales mediante métodos de frío-calor.
- Empleo correcto de materiales para la medicación y gestión de los riesgos asociados.

Capítulo 3. colaboración en la movilización, traslado y deambulación de los usuarios

En este apartado se tratan los fundamentos y técnicas orientadas a facilitar la movilidad de los usuarios, promoviendo su seguridad y comodidad. Se contemplan los siguientes temas:

- Principios anatomofisiológicos relacionados con el sostén y el movimiento del cuerpo humano, incluyendo la biomecánica de las articulaciones y las patologías más frecuentes.
- Conocimientos sobre el sistema nervioso, posiciones anatómicas y principios de mecánica corporal.
- Técnicas específicas para la movilización, traslado y deambulación.
- Medidas de prevención de riesgos laborales en estas actividades.

Capítulo 4. prestación de primeros auxilios en situaciones de urgencia en instituciones

Este epígrafe proporciona los conocimientos necesarios para la respuesta inmediata ante situaciones de emergencia, garantizando la seguridad del usuario. Se abordan las siguientes cuestiones:

▼ Identificación de situaciones de riesgo mediante protocolos y normas claras que determinen cuándo intervenir y a quién avisar.

▼ Técnicas de actuación urgente en casos de intoxicaciones, ingestión de cuerpos extraños o atragantamiento, traumatismos, reanimación cardiopulmonar, hemorragias externas...

▼ Mantenimiento y actualización de botiquines de primeros auxilios.

Capítulo 5. cumplimiento de las normas de limpieza de materiales e instrumentos sanitarios

El último apartado se orienta a garantizar que los procesos de limpieza, desinfección y esterilización se realicen correctamente, minimizando riesgos de infección. Se incluyen los siguientes temas:

▼ Aplicación de procedimientos para la limpieza de materiales sanitarios.

▼ Procesos de desinfección y esterilización, detallando métodos y materiales específicos.

▼ Estrategias para la prevención de infecciones y la correcta eliminación de residuos sanitarios.

▼ Medidas para la prevención de riesgos laborales en las tareas de limpieza de material sanitario.

Este manual está diseñado como una herramienta integral de aprendizaje y práctica, destinada tanto a profesionales en formación como a aquellos que desarrollan su actividad en el ámbito sociosanitario, facilitando la atención y el cuidado de las personas dependientes en instituciones.

1

Reconocimiento de las necesidades especiales de las personas dependientes

El reconocimiento de las necesidades especiales constituye el primer y fundamental paso en la atención sociosanitaria, ya que permite identificar de forma integral las características y particularidades de cada persona dependiente. Este proceso se basa en la comprensión de que la dependencia no solo implica limitaciones funcionales o físicas, sino que también está estrechamente ligada a dimensiones emocionales, sociales y contextuales que influyen en la calidad de vida del usuario.

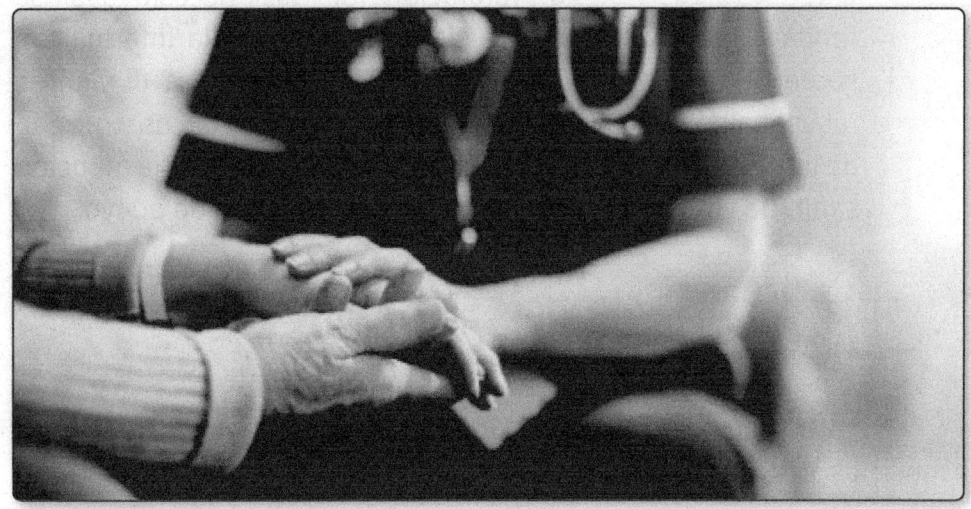

En este sentido, el reconocimiento implica:

▼ **Evaluación integral:** es necesario considerar a la persona como un ente único, en el que convergen factores biológicos, psicológicos y sociales. La identificación de sus necesidades especiales exige un análisis que vaya más allá de lo evidente, valorando tanto las capacidades como las áreas de vulnerabilidad.

▼ **Contextualización del entorno:** la situación familiar y social del usuario es un elemento determinante. En particular, la presencia de situaciones especiales, como el caso de usuarios sin red de apoyo familiar o aquellos que provienen de familias desestructuradas, exige una atención diferenciada. Estos contextos pueden aumentar la vulnerabilidad del individuo y requerir estrategias específicas que compensen la carencia de apoyos tradicionales.

▼ **Sensibilidad y detección temprana:** reconocer las necesidades especiales de manera precoz permite la implementación oportuna de intervenciones personalizadas. La sensibilidad para detectar señales sutiles de malestar o carencias, tanto en el ámbito físico como en el emocional, es importante para diseñar planes de atención que favorezcan la autonomía y el bienestar del usuario.

▼ **Enfoque holístico:** la valoración de las necesidades se fundamenta en un enfoque global que integra la información sobre el estado de salud, el entorno social y las dinámicas relacionales del usuario. Este enfoque favorece la construcción de intervenciones coordinadas, que consideren tanto la atención sanitaria como la promoción de vínculos y redes de apoyo.

1.1 SITUACIONES ESPECIALES: USUARIOS SIN FAMILIA, FAMILIAS DESESTRUCTURADAS

En el contexto de la atención sociosanitaria, las situaciones especiales que involucran a usuarios sin familia o pertenecientes a familias desestructuradas requieren una consideración particular. Estas condiciones pueden influir significativamente en la forma en que se perciben y satisfacen las necesidades del usuario, ya que la falta de un entorno familiar sólido afecta tanto el soporte emocional como la continuidad de cuidados fuera de la institución.

Los **usuarios sin familia**, o aquellos que carecen de vínculos familiares estables, suelen enfrentarse a una mayor vulnerabilidad emocional. La falta de una red de apoyo natural implica que las instituciones y los profesionales deben asumir roles que en otros contextos recaerían en la familia. Además del aspecto sanitario, esto incluye el fomento de relaciones interpersonales que contribuyan a una mejor calidad de vida.

En el caso de **familias desestructuradas**, la fragmentación de vínculos y la posible presencia de conflictos internos pueden repercutir en la estabilidad emocional y en la adherencia a tratamientos o rutinas de cuidado. Los usuarios que provienen de entornos familiares disfuncionales pueden mostrar signos de retraimiento, ansiedad o dificultades en la comunicación, lo que requiere estrategias de intervención adaptadas para recuperar la confianza y el sentido de pertenencia.

ⓘ NOTA

El término **familia desestructurada** hace referencia a aquellos núcleos familiares en los que existen conflictos, disfuncionalidad o carencias que afectan el bienestar del usuario dependiente. Algunos factores que contribuyen a esta situación incluyen:

- Conflictos interpersonales graves.
- Problemas económicos que limitan el acceso a recursos esenciales.
- Situaciones de abandono, maltrato o negligencia.
- Consumo de sustancias o problemas de salud mental en los cuidadores.

La atención a estas situaciones implica un enfoque holístico y multidisciplinario que contemple:

▼ **Valoración individualizada:** es fundamental realizar una evaluación exhaustiva que identifique las necesidades sanitarias, físicas, emocionales y sociales. El proceso de valoración debe incluir entrevistas, observación directa y, cuando sea posible, la consulta de registros o historias clínicas que puedan ofrecer información sobre la situación familiar y el soporte social previo.

▼ **Construcción de redes de apoyo institucional:** ante la ausencia de una familia o la presencia de relaciones disfuncionales, se hace imprescindible que la institución asuma un rol activo en la creación de redes de apoyo. Esto puede incluir la implementación de programas de acompañamiento, grupos de convivencia o la coordinación con servicios sociales y comunitarios que brinden soporte psicológico y social.

▼ **Capacitación del personal:** los profesionales deben estar preparados para identificar señales de vulnerabilidad emocional y comportamientos que puedan derivar de la falta de soporte familiar. La formación continua en competencias comunicativas y de gestión de conflictos es esencial para establecer una relación de confianza y para intervenir de manera efectiva en situaciones de crisis.

Ejemplo

Un usuario de edad avanzada que llega a la institución sin familiares cercanos puede presentar signos de aislamiento y ansiedad. La intervención podría incluir la asignación de un tutor institucional y la integración en actividades grupales que fomenten el intercambio social, permitiendo así el desarrollo de vínculos que compensen la ausencia de una red familiar tradicional.

En general, el cuidado de personas dependientes requiere una comprensión profunda de sus **aspectos psicosociales**. La relación entre el profesional sociosanitario y el usuario debe estar basada en la **empatía, la comunicación efectiva y el acompañamiento emocional**, garantizando un ambiente de seguridad y confianza.

En muchos casos, la dependencia viene acompañada de sentimientos de **vulnerabilidad, ansiedad, miedo o frustración**, especialmente cuando la persona ha perdido autonomía de manera progresiva. Por ello, es fundamental que el personal de atención sociosanitaria tenga en cuenta las dimensiones **emocionales y sociales** del usuario para mejorar su bienestar.

Una **comunicación adecuada** facilita la relación entre el usuario y el profesional, favorece la cooperación en los cuidados y contribuye a reducir la ansiedad.

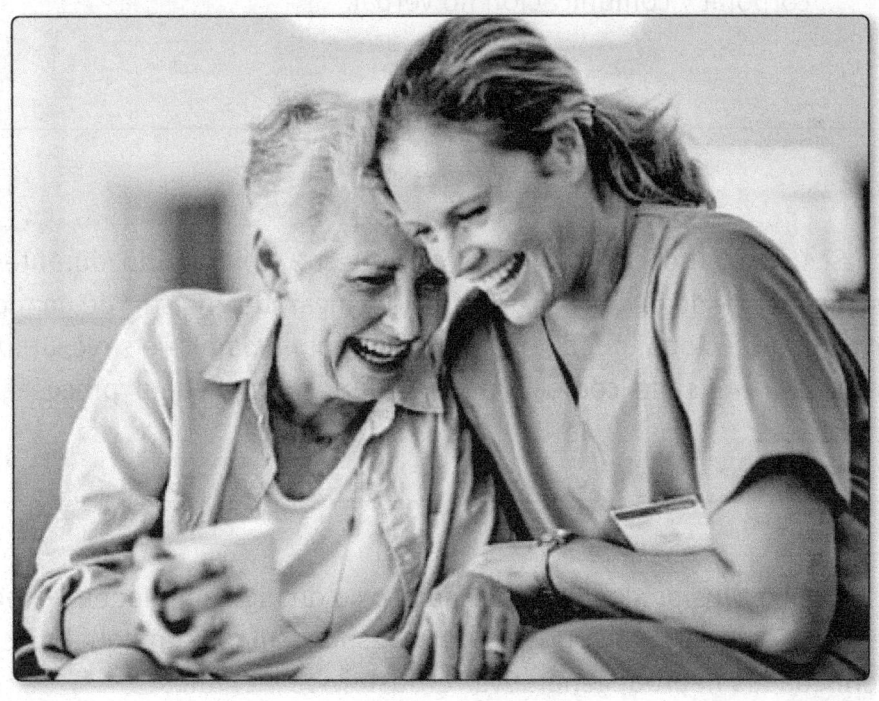

Algunas estrategias clave incluyen:

▼ **Uso de un lenguaje claro y adaptado**: explicar los procedimientos con términos sencillos y asegurarse de que el usuario los comprende.

▼ **Escucha activa**: prestar atención a las necesidades del usuario y permitir que exprese sus emociones y preocupaciones.

▼ **Contacto visual y tono de voz adecuado**: transmitir calma y seguridad, especialmente en usuarios con deterioro cognitivo.

▼ **Respeto a los tiempos del usuario**: darle espacio para responder y adaptarse a la conversación, evitando interrupciones bruscas.

▼ **Uso de apoyos visuales y gestuales**: en el caso de usuarios con dificultades de comunicación (demencia, trastornos neurológicos), se pueden emplear pictogramas, lenguaje corporal y comunicación no verbal.

Ejemplo

Si un usuario con Alzheimer se muestra confundido durante la administración de un medicamento, en lugar de insistir de manera brusca, el profesional puede explicarle con calma para qué sirve, utilizar gestos para indicarle cómo tomarlo y darle tiempo para procesar la información.

Además, los procedimientos médicos o de higiene pueden generar **estrés y ansiedad** en algunos usuarios, especialmente en aquellos con enfermedades neurodegenerativas o trastornos mentales.

Esto también implica considerar una serie de estrategias para reducir esta ansiedad:

▼ **Explicar el procedimiento antes de iniciarlo**: indicar paso a paso lo que se va a hacer para reducir el miedo a lo desconocido.

▼ **Crear un ambiente tranquilo**: evitar ruidos fuertes o situaciones que puedan generar incomodidad.

▼ **Fomentar la participación del usuario**: en la medida de lo posible, permitir que el usuario colabore en la actividad (por ejemplo, sosteniendo un utensilio).

▼ **Uso de técnicas de relajación**: respiraciones profundas, distracción con conversación o música pueden ayudar a disminuir la tensión.

▼ **Evitar la sobreestimulación**: en usuarios con demencia, demasiados estímulos pueden generar mayor confusión.

Ejemplo

Un usuario con Parkinson muestra rigidez muscular y nerviosismo cuando el personal intenta movilizarlo de la cama a la silla de ruedas. Para reducir su ansiedad, el cuidador le explica cada movimiento antes de realizarlo, le da tiempo para prepararse y le anima a respirar profundamente antes de cada acción.

Por último, el impacto emocional de la dependencia puede ser significativo, afectando el estado de ánimo del usuario y su calidad de vida. Algunos usuarios pueden experimentar **ansiedad, depresión, sensación de inutilidad o aislamiento social**, especialmente si han perdido gran parte de su autonomía. El acompañamiento emocional es una parte esencial del cuidado y debe incluir:

▼ **Refuerzo positivo**: valorar los logros del usuario, por pequeños que sean, para fortalecer su autoestima.

▼ **Apoyo en la toma de decisiones**: permitir que el usuario elija siempre que sea posible (ropa, comida, horario de actividades), fomentando su autonomía.

▼ **Estimulación social**: favorecer la interacción con otros usuarios, familiares o personal de la institución para evitar el aislamiento.

▼ **Empatía y paciencia**: comprender que cada usuario tiene su propio ritmo y dificultades personales.

▼ **Terapias ocupacionales y actividades recreativas**: integrar al usuario en actividades que estimulen su mente y su estado emocional, como juegos, manualidades o ejercicios físicos adaptados.

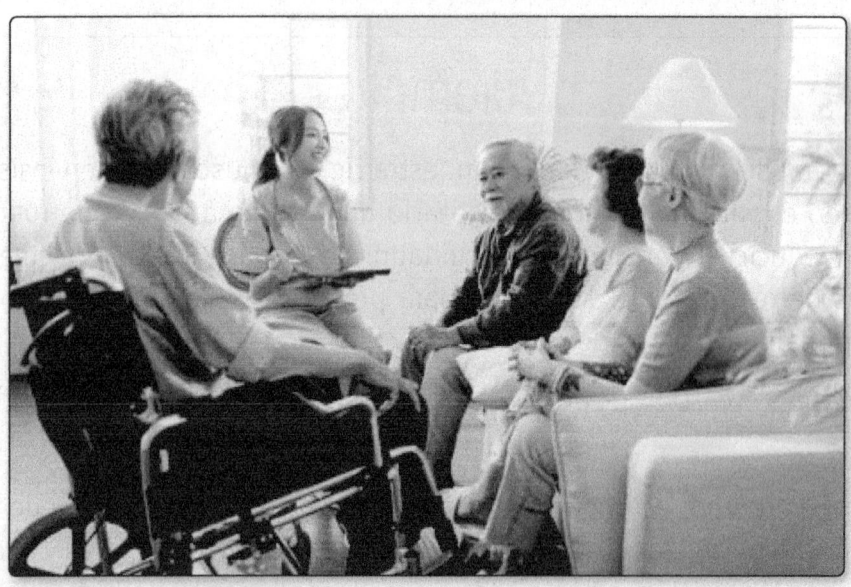

Ejemplo

María, de 82 años, recientemente perdió a su esposo y ha mostrado signos de tristeza y aislamiento. El equipo sociosanitario la integra en un grupo de actividades recreativas y le asigna una compañera con intereses similares, promoviendo la socialización y mejorando su estado emocional.

1.2 OBSERVACIÓN Y REGISTRO DE LA EVOLUCIÓN FUNCIONAL Y EL DESARROLLO DE ACTIVIDADES DE ATENCIÓN FÍSICA

La observación y el registro de la evolución funcional del usuario constituyen herramientas esenciales en la atención sociosanitaria. Estos procesos permiten detectar cambios en su estado físico, emocional y cognitivo, facilitando la adaptación de los cuidados y la toma de decisiones informadas sobre su bienestar.

La **evolución funcional** hace referencia a la progresión o deterioro de las capacidades del usuario en actividades básicas e instrumentales de la vida diaria, mientras que el **desarrollo de actividades de atención física** abarca las intervenciones realizadas para garantizar su bienestar y mejorar su calidad de vida.

> ⓘ **NOTA**
>
> Un adecuado seguimiento de la evolución funcional permite prevenir complicaciones, evitar situaciones de riesgo y mejorar la personalización de los cuidados en función de las necesidades del usuario.

El proceso de observación debe centrarse en aspectos como:

▼ **Movilidad y desplazamiento**: cambios en la capacidad de caminar, levantarse, mantener el equilibrio o utilizar ayudas técnicas.

▼ **Higiene y autocuidado**: nivel de autonomía en el aseo personal, vestido y alimentación.

▼ **Estado cognitivo y emocional**: signos de deterioro cognitivo, cambios en la memoria, alteraciones del estado de ánimo o síntomas depresivos.

▼ **Nutrición e hidratación**: variaciones en el apetito, dificultad para masticar o deglutir, signos de desnutrición o deshidratación.

▼ **Dolor y malestar**: presencia de dolor crónico, úlceras por presión o cualquier signo de sufrimiento físico.

El **registro** debe ser sistemático y estructurado, utilizando instrumentos específicos que permitan documentar de manera clara y objetiva los cambios detectados en el usuario.

Ejemplo

Un usuario que anteriormente se desplazaba con bastón comienza a presentar dificultades para levantarse de la silla y mantener el equilibrio. Un registro adecuado de estos cambios permitirá tomar decisiones sobre la necesidad de una nueva ayuda técnica o modificaciones en su rutina de ejercicios.

1.2.1 Aplicación de técnicas e instrumentos de observación en función del usuario y sus características

El proceso de observación varía según las particularidades del usuario y su grado de dependencia. Para garantizar una evaluación eficaz, es necesario emplear técnicas e instrumentos de observación adaptados a cada caso.

Las técnicas de observación se pueden clasificar en:

1. **Observación directa:** se realiza en tiempo real, analizando el comportamiento, movilidad y reacciones del usuario en su entorno.

2. **Observación sistemática:** se sigue un protocolo estructurado para evaluar aspectos específicos de la evolución funcional.

3. **Observación participativa:** implica la interacción del profesional con el usuario, favoreciendo la recopilación de información subjetiva sobre su estado.

Para documentar la evolución del usuario de manera precisa, se emplean distintos instrumentos:

▸ **Escalas de valoración funcional**, como el Índice de Barthel o la Escala de Lawton y Brody, que permiten medir el grado de independencia en actividades básicas e instrumentales.

ⓘ **NOTA**

- Índice de Barthel: evalúa la capacidad del usuario para realizar actividades básicas de la vida diaria, como comer, vestirse o desplazarse.
- Escala de Lawton y Brody: mide la autonomía en actividades instrumentales, como la gestión del hogar o el manejo del dinero.

▸ **Hojas de seguimiento**, donde se registran cambios en la movilidad, alimentación, estado anímico o necesidades de asistencia.

▸ **Cuadernos de observación**, utilizados en instituciones para recopilar datos cualitativos sobre el comportamiento del usuario.

▸ **Aplicaciones y herramientas digitales**, que facilitan el registro y análisis de la información en tiempo real.

Cada usuario presenta necesidades y características distintas, por lo que los métodos de observación y registro deben ser flexibles y ajustados a su situación. Por ejemplo:

▸ En personas con **déficits cognitivos**, la observación debe centrarse en la detección de alteraciones conductuales o dificultades en la comunicación.

▸ En usuarios con **problemas de movilidad**, es imprescindible evaluar la seguridad en los desplazamientos y la necesidad de ayudas técnicas.

▸ En pacientes con **enfermedades crónicas**, se debe realizar un seguimiento detallado de la evolución de los síntomas y la efectividad de los tratamientos.

Ejemplo

Un usuario con demencia avanzada muestra signos de inquietud y agresividad al final del día. A través de la observación sistemática, se identifica que estos episodios coinciden con la caída de la luz natural (síndrome vespertino). La información registrada permite al equipo ajustar su rutina y proporcionar estrategias de manejo adecuadas.

1.3 TIPOS DE AYUDAS TÉCNICAS Y TECNOLÓGICAS PARA LA VIDA COTIDIANA

Las **ayudas técnicas y tecnológicas** juegan un papel fundamental en la mejora de la autonomía y calidad de vida de las personas dependientes. Su objetivo principal es facilitar la realización de actividades de la vida diaria (AVD), reducir la carga de los cuidadores y prevenir riesgos asociados a la dependencia.

El avance tecnológico ha permitido el desarrollo de dispositivos innovadores que optimizan la movilidad, la comunicación, la higiene personal y otras funciones esenciales. La elección de la ayuda adecuada dependerá del nivel de dependencia del usuario, sus necesidades específicas y su entorno.

Las ayudas pueden clasificarse en función del área en la que facilitan la vida del usuario.

1.3.1 Ayudas para la movilidad

Facilitan el desplazamiento y contribuyen a la seguridad de las personas con limitaciones en su capacidad de movimiento. Se distinguen:

- ▸ **Sillas de ruedas**: manuales o eléctricas, adaptadas a diferentes grados de movilidad reducida.

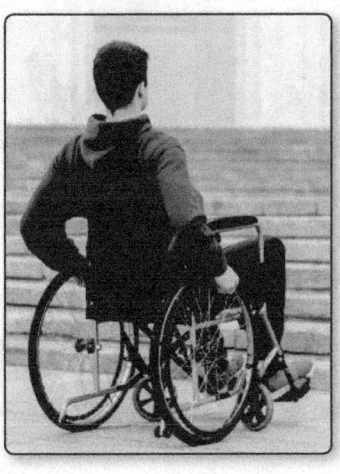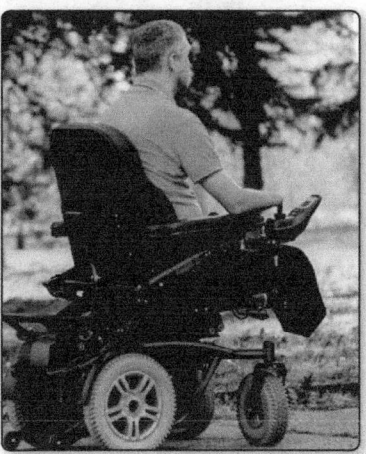

▸ **Andadores y bastones**: brindan estabilidad y apoyo en la marcha.

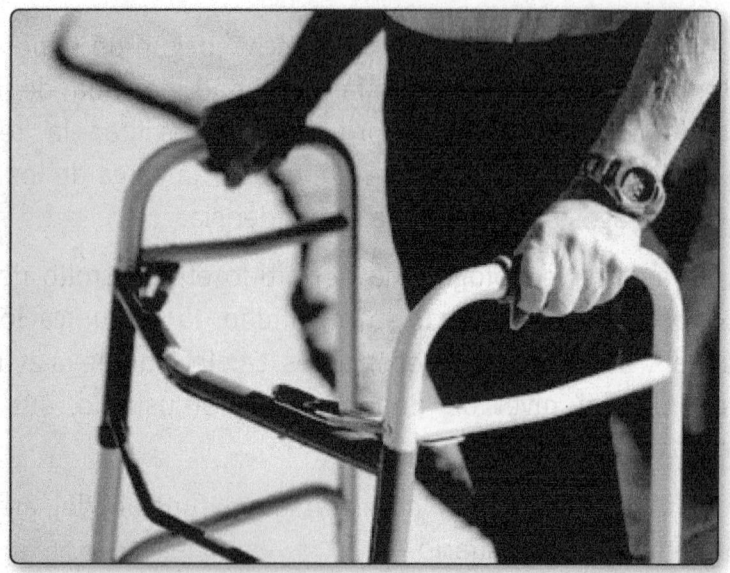

▸ **Grúas de transferencia**: permiten el traslado seguro de personas con movilidad muy reducida.

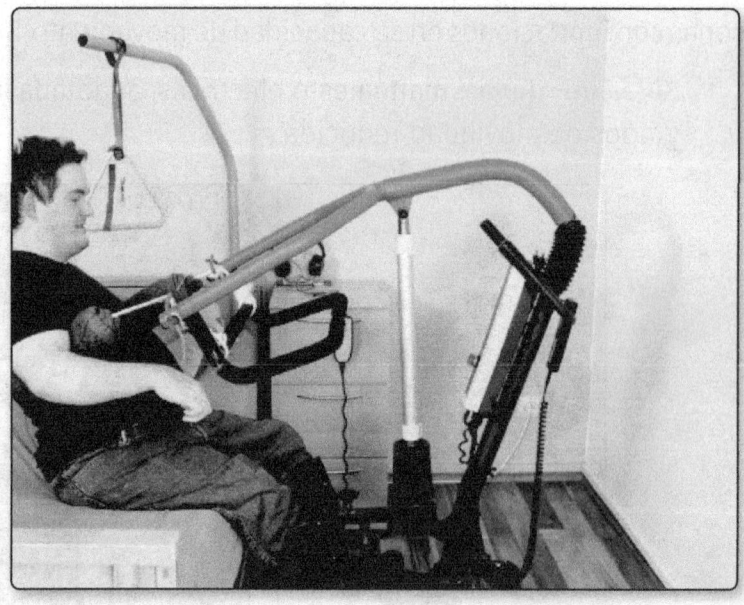

▸ **Elevadores de escaleras**: sistemas automatizados para facilitar el acceso a diferentes niveles en el hogar o la institución.

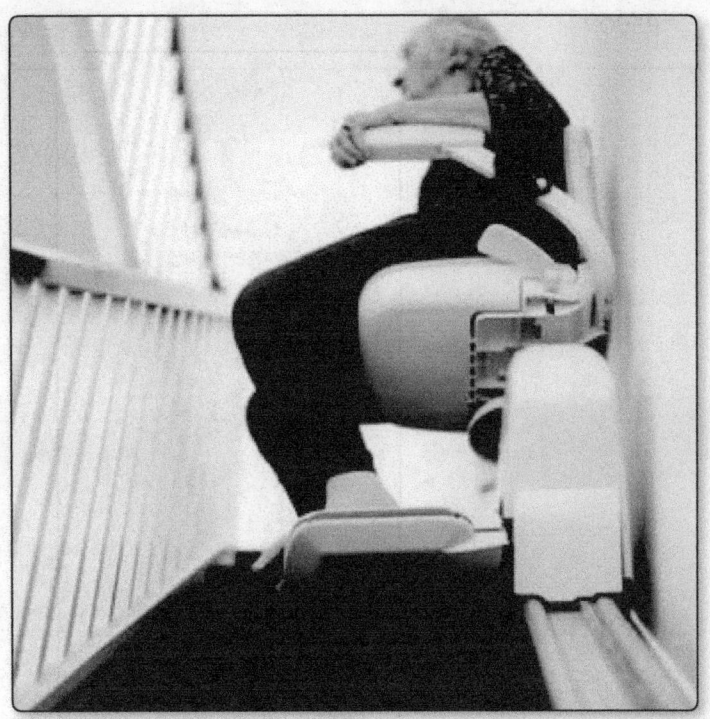

Ejemplo

Un usuario con artrosis avanzada que experimenta dolor al caminar puede beneficiarse del uso de un andador con ruedas y asiento, permitiéndole desplazarse con seguridad y descansar cuando lo necesite.

1.3.2 Ayudas para la higiene y el aseo personal

Facilitan la higiene y el autocuidado de las personas con limitaciones en la movilidad o coordinación.

Entre ellas, encontramos:

▸ **Sillas y bancos de ducha**: ofrecen estabilidad y seguridad en el aseo.

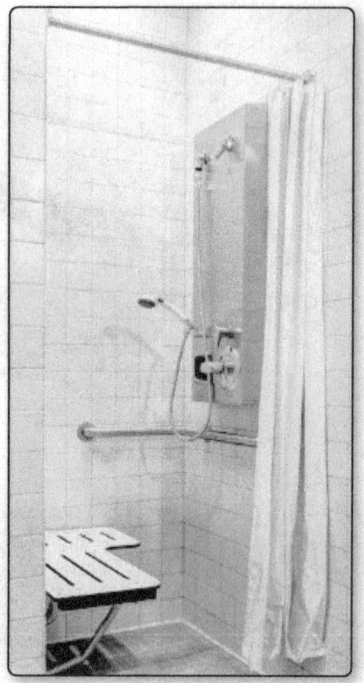

▸ **Elevadores de inodoro**: adaptaciones que facilitan el uso del baño.

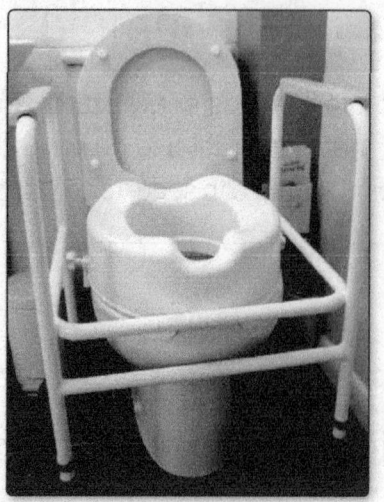

▸ **Esponjas de mango largo y dispensadores automáticos de jabón**: diseñados para personas con movilidad reducida en las extremidades superiores.

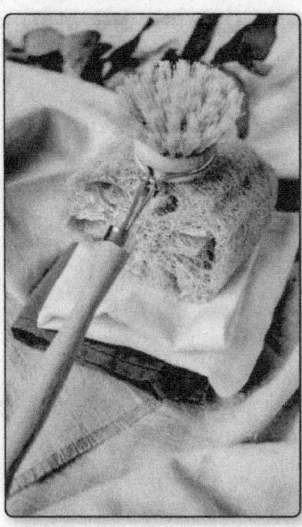 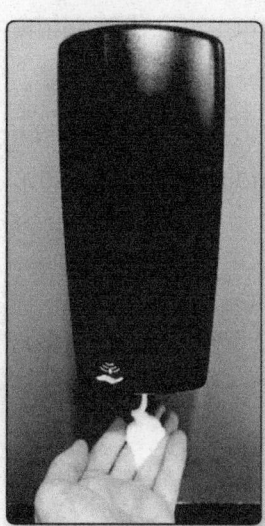

▸ **Grifos adaptados**: con sensores o palancas para facilitar su uso sin necesidad de hacer fuerza.

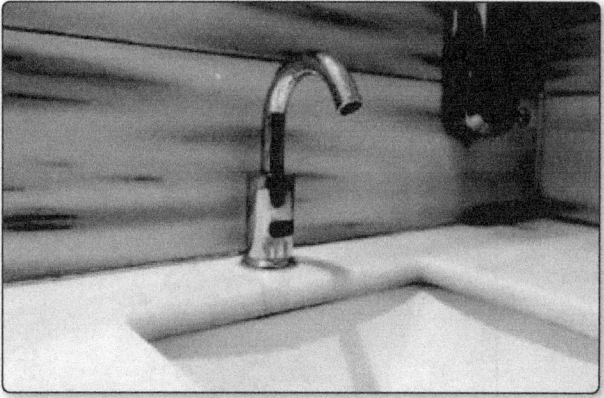

ⓘ IMPORTANTE

Mantener una higiene adecuada es esencial para prevenir infecciones y mejorar la autoestima del usuario. El uso de ayudas técnicas puede hacer que esta actividad sea más accesible y segura.

1.3.3 Ayudas para la alimentación

Permiten que las personas con dificultades en la manipulación de utensilios puedan alimentarse de manera autónoma. Tenemos las siguientes:

▸ **Cubiertos ergonómicos**: con mangos gruesos o adaptados para mejorar la sujeción.

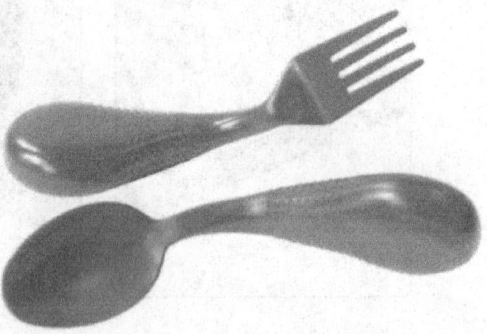

▸ **Platos y vasos antideslizantes**: evitan derrames y facilitan la ingesta.

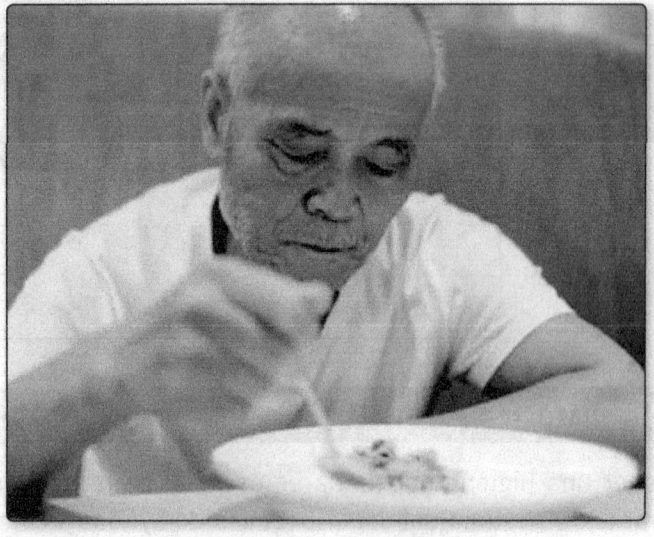

▼ **Sistemas de alimentación asistida**: como pajitas especiales o dispositivos automatizados que llevan la comida a la boca del usuario.

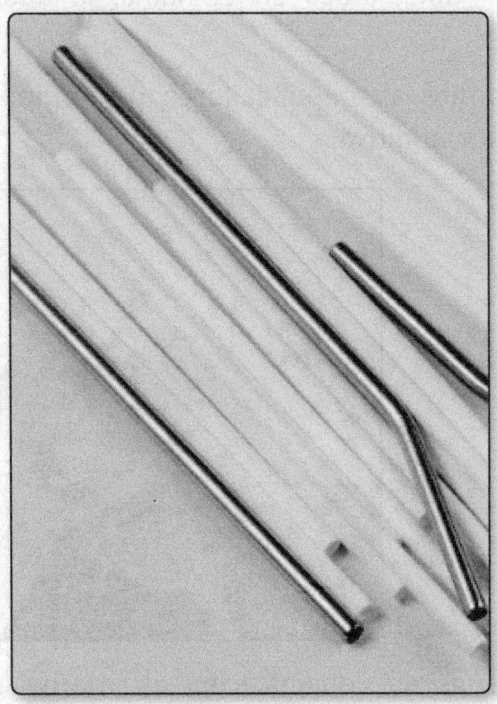

Ejemplo

Un usuario con temblores debido a la enfermedad de Parkinson puede beneficiarse del uso de cubiertos con estabilizadores, que compensan los movimientos involuntarios y facilitan la alimentación sin ayuda.

1.3.4 Ayudas para la comunicación y el acceso a la información

Facilitan la interacción social y el acceso a la información para personas con dificultades en el habla, la audición o la visión. Se distinguen:

▾ **Audífonos y amplificadores de sonido**: para usuarios con pérdida auditiva.

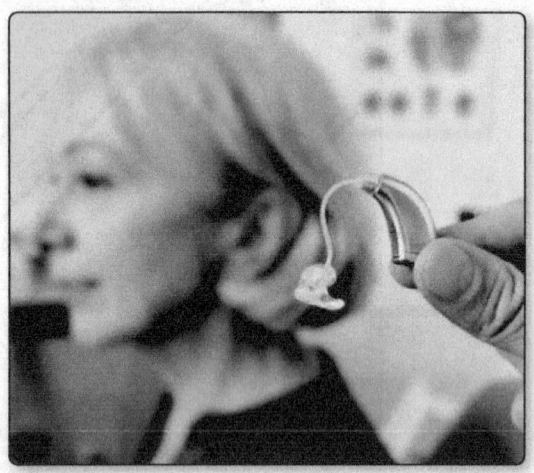

▾ **Sistemas de comunicación alternativa y aumentativa (CAA)**: como tableros de pictogramas o aplicaciones de voz asistida.

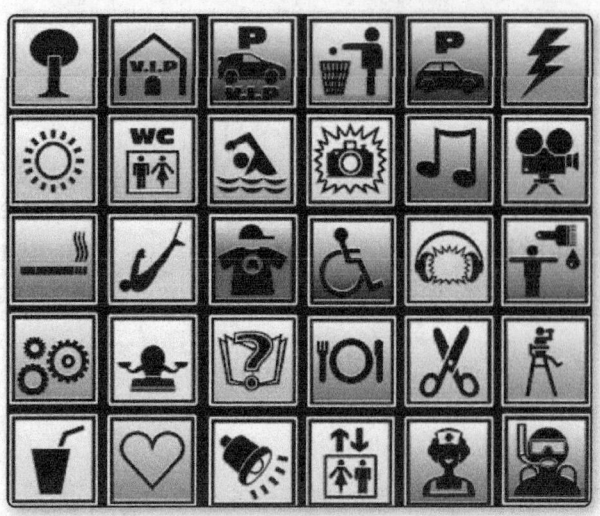

▼ **Teclados y ratones adaptados**: diseñados para personas con dificultades motoras, visuales o cognitivas.

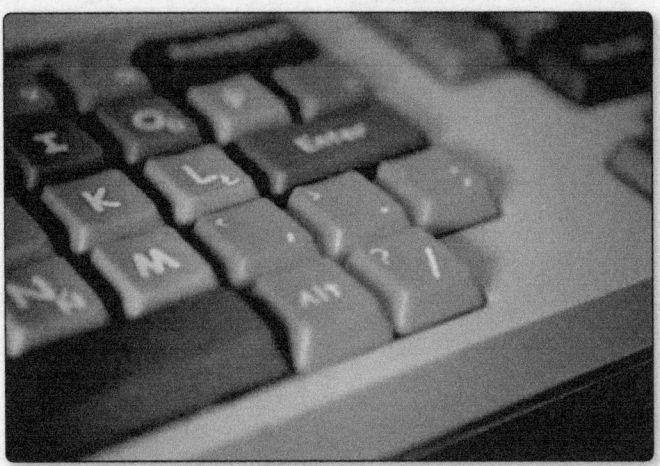

▼ **Pantallas y lectores de braille**: facilitan la lectura y el uso de dispositivos electrónicos a personas con discapacidad visual.

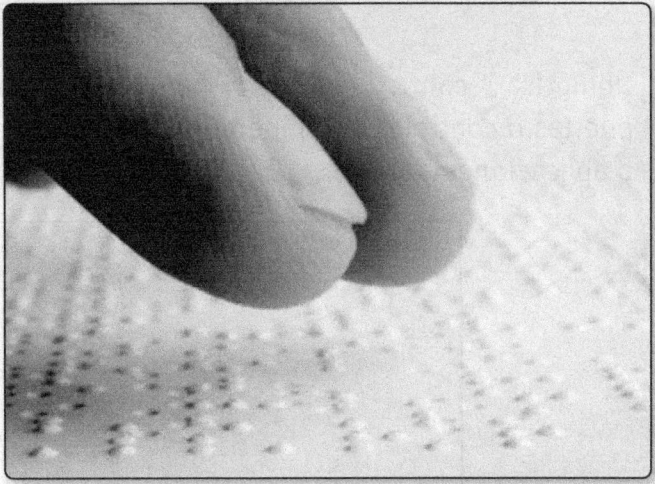

ⓘ **NOTA**

Los **comunicadores dinámicos** son dispositivos electrónicos con pantallas táctiles que permiten a personas con dificultades en el habla expresar sus necesidades mediante pictogramas o texto.

1.3.5 Ayudas para la seguridad y el control del entorno

Diseñadas para facilitar la autonomía del usuario en su espacio de vida y prevenir riesgos.

▸ **Sistemas de teleasistencia**: dispositivos con botón de emergencia conectados a una central de ayuda.

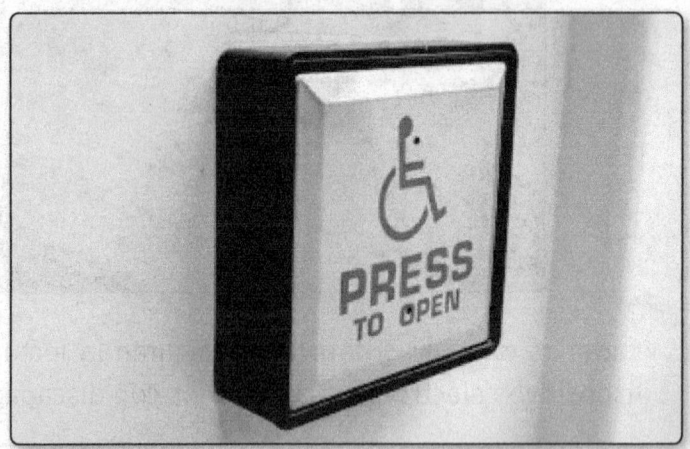

▸ **Domótica y control del hogar**: permiten encender luces, abrir puertas o controlar la temperatura mediante comandos de voz o aplicaciones.

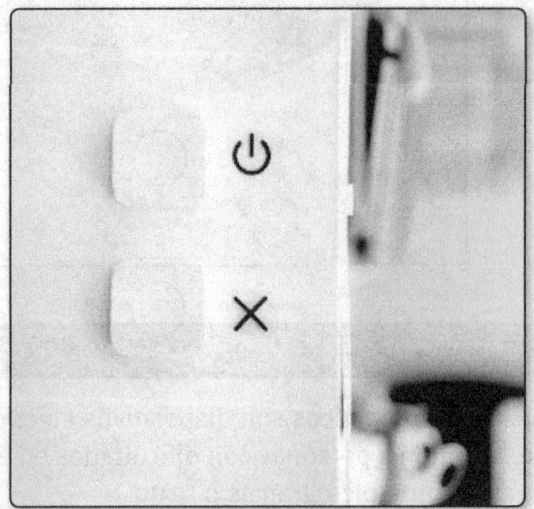

▼ **Sensores de movimiento y alarmas**: alertan ante caídas o situaciones de peligro.

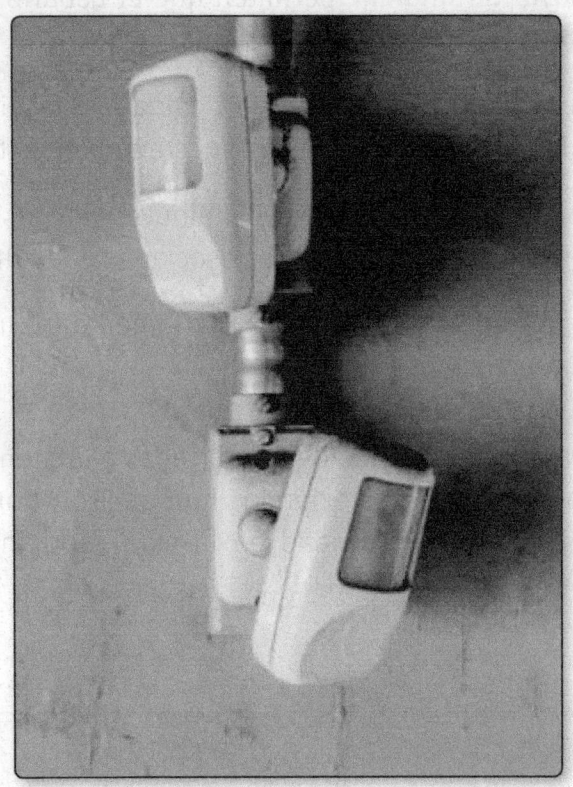

Ejemplo

Una persona mayor que vive sola y tiene riesgo de caídas puede contar con un sistema de teleasistencia con detección automática de caídas, que envía una alerta a los servicios de emergencia sin necesidad de pulsar un botón.

El uso adecuado de estas herramientas aporta múltiples ventajas, tanto para la persona dependiente como para los cuidadores:

▼ **Mayor autonomía:** permiten que el usuario realice actividades por sí mismo con menor ayuda.

▼ **Reducción del esfuerzo del cuidador:** facilitan la asistencia y minimizan el riesgo de lesiones en quienes brindan apoyo.

▼ **Prevención de riesgos:** disminuyen la posibilidad de caídas, lesiones o complicaciones asociadas a la falta de movilidad.

▼ **Mejora de la calidad de vida:** fomentan la independencia y la autoestima del usuario.

El avance en las tecnologías aplicadas a la atención sociosanitaria sigue evolucionando, ofreciendo nuevas soluciones para mejorar la accesibilidad y la seguridad en la vida cotidiana de las personas dependientes.

Caso clínico

Atención a un usuario con deterioro cognitivo y conducta agresiva

Antonio, de 76 años, es un residente con demencia tipo Alzheimer en fase moderada. En los últimos días ha mostrado agitación, agresividad y resistencia a la higiene personal, lo que dificulta su cuidado. Su familia ha mencionado que antes no tenía este comportamiento.

¿Cuál es la intervención en este caso?

1. Se registra el comportamiento en un cuaderno de observación para detectar patrones (horas del día en que ocurre, posibles desencadenantes).

2. Se revisa su medicación para descartar efectos secundarios que puedan generar agitación.

3. Se implementan estrategias de manejo conductual, como la reducción de estímulos en su entorno y el uso de un enfoque tranquilo en la comunicación.

4. Se introduce una rutina de higiene gradual y estructurada, explicándole los pasos con lenguaje sencillo.

5. Se informa al equipo interdisciplinar (enfermería, psicólogo y terapeuta ocupacional) para ajustar su plan de atención.

Los cambios en la conducta de una persona con demencia pueden deberse a factores ambientales, emocionales o médicos. Un enfoque multidisciplinario y personalizado permite mejorar su bienestar y reducir el impacto del deterioro cognitivo en su calidad de vida.

2

Participación en la atención sanitaria para personas dependientes en el ámbito sociosanitario

La atención sanitaria en el ámbito sociosanitario tiene como objetivo principal garantizar el bienestar físico, funcional y emocional de las personas dependientes. En este contexto, la participación de los profesionales y cuidadores en las tareas sanitarias resulta fundamental para proporcionar un cuidado integral y personalizado, adaptado a las necesidades de cada usuario.

La intervención sanitaria en estos entornos implica la administración de tratamientos médicos, la prevención de complicaciones, la detección temprana de problemas de salud y la promoción de hábitos saludables que contribuyan a mejorar la calidad de vida del usuario.

La prestación de servicios sanitarios en instituciones debe basarse en una serie de principios clave que aseguren la eficiencia y calidad de los cuidados:

▸ **Atención integral**: se debe abordar al usuario desde una perspectiva holística, considerando sus necesidades físicas, emocionales y sociales.

▶ **Coordinación interdisciplinaria**: la comunicación entre profesionales sanitarios, cuidadores y personal de apoyo es esencial para la correcta planificación y ejecución de los cuidados.

▶ **Personalización de los cuidados**: cada usuario presenta condiciones de salud particulares, por lo que los tratamientos y medidas de apoyo deben adaptarse a su situación específica.

▶ **Respeto a la dignidad y autonomía del usuario**: siempre que sea posible, se debe fomentar la participación activa del usuario en la toma de decisiones sobre su salud y bienestar.

▶ **Prevención y promoción de la salud**: además de tratar enfermedades, es fundamental educar y fomentar hábitos que contribuyan a la prevención de problemas de salud.

ⓘ NOTA

En el ámbito sociosanitario, la atención sanitaria no reemplaza la labor de los profesionales de la salud, pero sí complementa su trabajo mediante la colaboración en tareas asistenciales y de seguimiento.

La participación en la atención sanitaria dentro de instituciones implica una serie de actividades que tienen como finalidad mantener el bienestar del usuario. Entre ellas, destacan:

▶ **Supervisión del estado de salud**: se realiza un seguimiento periódico de la evolución del usuario, detectando cambios que puedan requerir atención médica.

▶ **Colaboración en la administración de medicación**: asegurando que los tratamientos se apliquen correctamente y bajo supervisión profesional.

▶ **Control de constantes vitales**: medición de parámetros como la presión arterial, temperatura o frecuencia cardíaca para detectar posibles alteraciones.

- **Asistencia en tratamientos terapéuticos**: apoyo en procedimientos como aerosolterapia, oxigenoterapia o aplicación de frío y calor.

- **Prevención de complicaciones**: identificación de factores de riesgo y aplicación de medidas preventivas, como el manejo adecuado de la movilidad para evitar úlceras por presión.

- **Registro y comunicación de incidencias**: cualquier cambio en el estado del usuario debe ser documentado y comunicado al equipo sanitario correspondiente.

Ejemplo

Si un usuario con diabetes muestra síntomas de hipoglucemia (como sudoración excesiva o confusión), el personal debe actuar de inmediato, administrar una fuente de glucosa si está indicado y notificar al equipo sanitario para ajustar el tratamiento si es necesario.

Los usuarios dependientes presentan un **mayor riesgo de complicaciones de salud**, debido a factores como la inmovilidad, la polimedicación o la fragilidad de su estado físico. La **detección temprana** de estos problemas y la aplicación de **medidas preventivas adecuadas** pueden mejorar significativamente su calidad de vida y reducir el impacto de enfermedades asociadas a la dependencia.

Aunque se revisarán más detenidamente muchos de estos aspectos a lo largo del manual, la siguiente tabla resume algunas de las **complicaciones más frecuentes** en la atención sociosanitaria, junto con sus **principales causas** y estrategias de **prevención**:

Complicación	Causas principales	Medidas preventivas
Úlceras por presión	Inmovilidad prolongada, mala circulación, roce constante.	Cambios posturales cada 2 horas, colchón antiescaras, hidratación de la piel, revisión diaria de zonas de apoyo.
Infecciones urinarias	Mala higiene, sondaje vesical prolongado, baja ingesta de líquidos.	Cambio frecuente de sondas, higiene adecuada, aumento de ingesta de líquidos, uso correcto de guantes estériles.
Hipoglucemia	Exceso de insulina, ayuno prolongado, actividad física intensa sin ajuste de medicación.	Monitoreo regular de glucosa, ajuste de dosis de insulina, ingesta adecuada de carbohidratos.
Neumonía por aspiración	Dificultades para tragar (disfagia), alimentación inadecuada, acumulación de secreciones.	Evaluación de la deglución, dieta adaptada, fisioterapia respiratoria, cambios posturales tras la alimentación.
Caídas y fracturas	Débil equilibrio, sarcopenia, uso incorrecto de ayudas técnicas, fármacos que afectan la estabilidad.	Evaluación de movilidad, uso correcto de andadores y bastones, eliminación de obstáculos en el entorno.
Deshidratación	Baja ingesta de líquidos, fiebre, diarrea, uso de diuréticos.	Ofrecer líquidos de forma regular, dieta con alimentos ricos en agua, control de temperatura corporal.
Insuficiencia respiratoria	Enfermedades pulmonares crónicas, baja saturación de oxígeno, acumulación de secreciones.	Uso adecuado de oxigenoterapia, fisioterapia respiratoria, higiene pulmonar.
Interacciones medicamentosas	Polimedicación, falta de supervisión en la administración de fármacos.	Revisión regular del tratamiento, registro detallado de la medicación, evitar la automedicación.

Por otro lado, en el ámbito sociosanitario, la calidad de la atención sanitaria depende en gran medida del trabajo en equipo y la colaboración entre distintos profesionales:

- ▰ **Médicos y enfermeros:** son los responsables principales de la supervisión médica y el diseño de los planes de tratamiento.

- ▰ **Cuidadores y auxiliares:** participan en la aplicación de cuidados básicos, la administración de medicación y el seguimiento diario del estado de salud del usuario.

- ▰ **Fisioterapeutas y terapeutas ocupacionales:** contribuyen a la rehabilitación y mantenimiento de la movilidad y funcionalidad del usuario.

- ▰ **Trabajadores sociales y psicólogos:** apoyan en la gestión de recursos y en la atención emocional del usuario.

Una comunicación efectiva entre estos profesionales permite una atención más eficiente y segura, minimizando riesgos y garantizando una respuesta rápida ante cualquier complicación.

2.1 ANATOMOFISIOLOGÍA Y PATOLOGÍAS MÁS FRECUENTES

El conocimiento de la **anatomofisiología** es esencial en el ámbito sociosanitario, ya que permite comprender el funcionamiento del cuerpo humano y su relación con las patologías más comunes en personas dependientes. La intervención en la atención sanitaria requiere una base sólida sobre la estructura y función de los sistemas orgánicos, así como sobre las enfermedades que afectan con mayor frecuencia a los usuarios en entornos institucionales.

La **anatomofisiología** estudia la estructura y funciones del organismo, abarcando los sistemas principales que intervienen en la salud y bienestar del usuario. Cuando se produce un deterioro en uno o varios de estos sistemas, pueden aparecer patologías que afectan su calidad de vida y autonomía.

La mayoría de los usuarios en el ámbito sociosanitario presentan afecciones relacionadas con los siguientes sistemas:

1. **Sistema musculoesquelético**

   Compuesto por huesos, músculos, articulaciones y tejidos conectivos, permite la movilidad y el sostén del cuerpo.

   Con el envejecimiento y la inactividad, se producen alteraciones como la **pérdida de masa muscular (sarcopenia)** y la **disminución de la densidad ósea (osteoporosis)**.

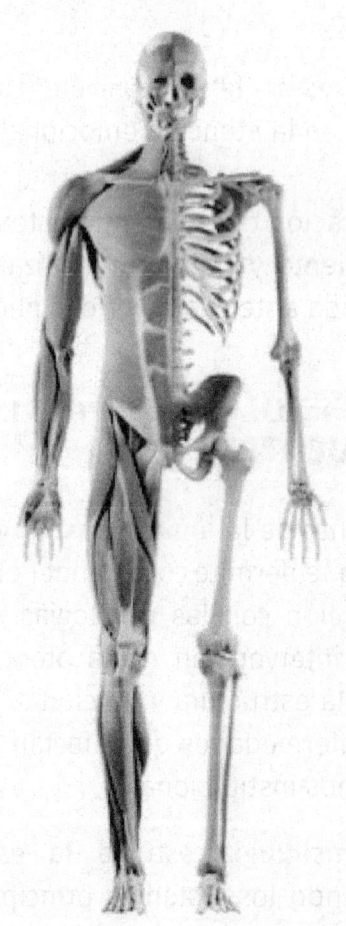

¿Cuáles son las patologías frecuentes del sistema musculoesquelético?

- **Artrosis:** degeneración del cartílago articular que provoca dolor y rigidez.

- **Osteoporosis:** fragilidad ósea que aumenta el riesgo de fracturas.

- **Sarcopenia:** pérdida progresiva de la masa muscular, reduciendo la fuerza y movilidad.

Ejemplo

Un usuario con osteoporosis tiene mayor riesgo de fracturas ante caídas leves, por lo que se deben aplicar medidas preventivas, como el uso de ayudas técnicas para la movilidad y la reducción de barreras en su entorno.

2. **Sistema nervioso**

Controla todas las funciones del organismo, incluyendo el movimiento, la sensibilidad y las funciones cognitivas.

Las enfermedades neurológicas pueden generar **alteraciones motoras, sensoriales o cognitivas**, afectando la autonomía del usuario.

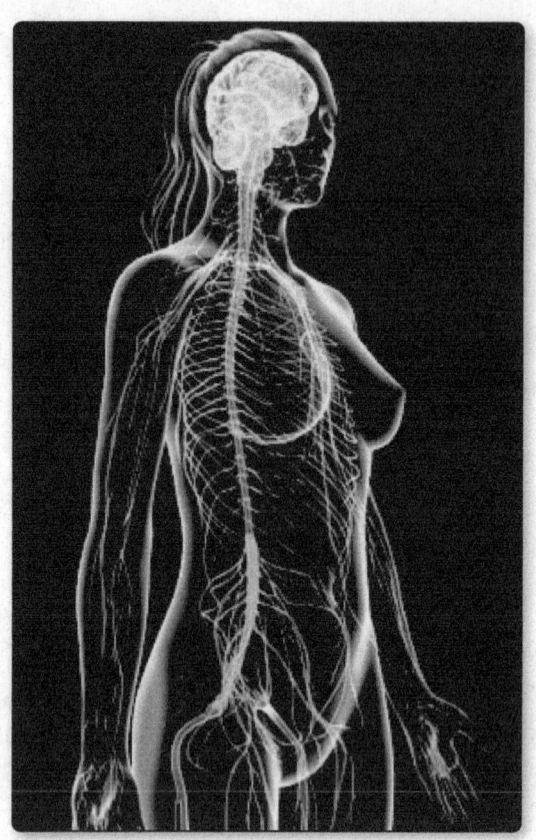

¿Cuáles son las patologías frecuentes del sistema nervioso?

- **Enfermedad de Alzheimer:** deterioro progresivo de la memoria y funciones cognitivas.

- **Enfermedad de Parkinson:** trastorno neurodegenerativo que causa temblores, rigidez y alteraciones en la marcha.

- **Accidente cerebrovascular (ictus):** puede provocar parálisis, alteraciones en el habla y deterioro cognitivo.

ⓘ NOTA

La estimulación cognitiva y la rehabilitación física son estrategias fundamentales para retrasar el deterioro en usuarios con enfermedades neurológicas.

3. Sistema cardiovascular

Responsable de la circulación sanguínea, transporta oxígeno y nutrientes a todas las células del cuerpo.

Con el envejecimiento y el sedentarismo, el sistema cardiovascular puede verse afectado, aumentando el riesgo de enfermedades crónicas.

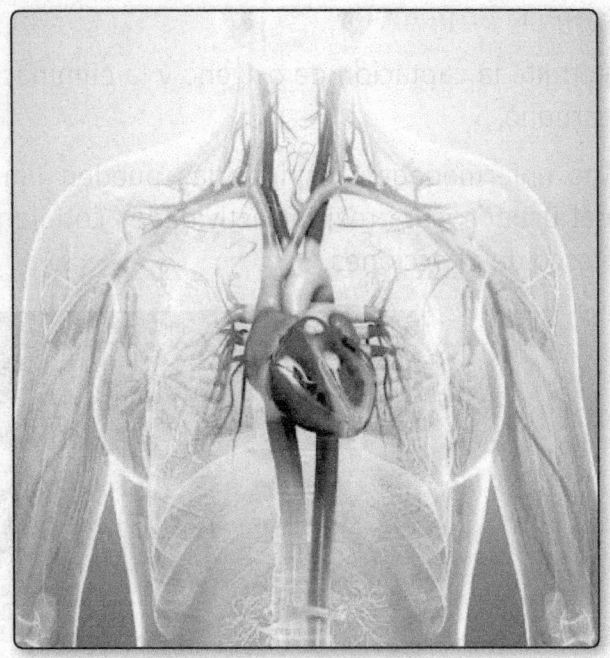

¿Cuáles son las patologías frecuentes del sistema cardiovascular?

- **Hipertensión arterial:** elevación persistente de la presión sanguínea, aumentando el riesgo de ictus e insuficiencia cardiaca.

- **Insuficiencia cardiaca:** disminución de la capacidad del corazón para bombear sangre de manera eficiente.

- **Enfermedad arterial periférica:** dificultad en la circulación de las extremidades, causando dolor y alteraciones en la piel.

Ejemplo

Un usuario con insuficiencia cardiaca puede presentar hinchazón en las piernas y fatiga, por lo que es importante controlar su hidratación y evitar esfuerzos físicos excesivos.

4. **Sistema respiratorio**

Permite la captación de oxígeno y la eliminación de dióxido de carbono.

Las enfermedades respiratorias pueden limitar la capacidad del usuario para realizar actividades cotidianas y aumentar el riesgo de infecciones.

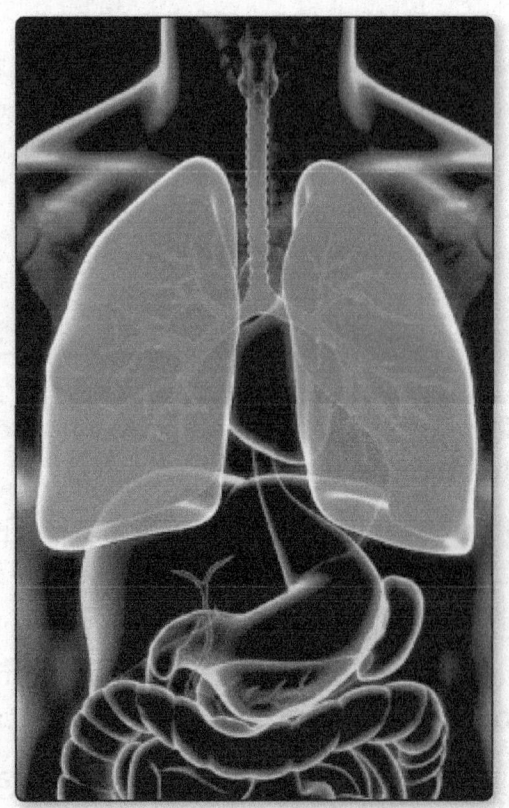

¿Cuáles son las patologías frecuentes del sistema respiratorio?

- **EPOC (Enfermedad Pulmonar Obstructiva Crónica):** reducción del flujo de aire en los pulmones, causando dificultad respiratoria.

- **Neumonía:** infección pulmonar que afecta especialmente a personas mayores y con inmunidad reducida.

- **Asma:** inflamación crónica de las vías respiratorias que provoca episodios de dificultad respiratoria.

> ### ⓘ NOTA
>
> La correcta higiene respiratoria y el uso adecuado de oxigenoterapia son esenciales en el manejo de enfermedades respiratorias crónicas.

5. Sistema digestivo

Encargado de la digestión y absorción de nutrientes, su deterioro puede afectar el estado nutricional del usuario.

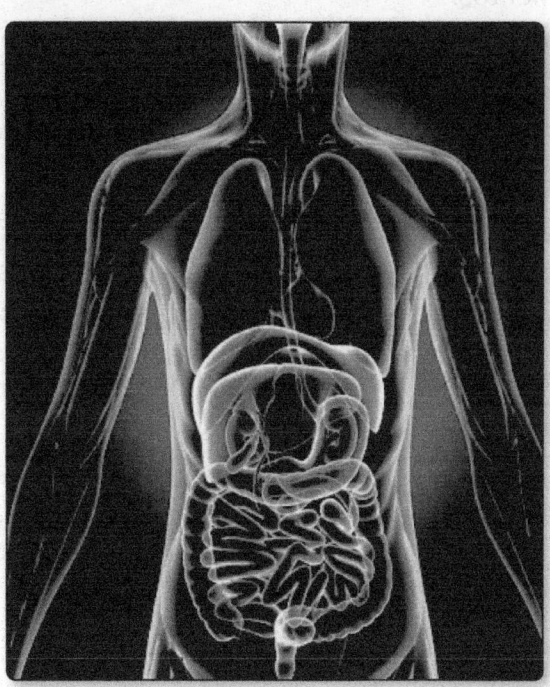

Los problemas digestivos pueden provocar desnutrición, deshidratación y alteraciones en la eliminación de residuos.

¿Cuáles son las patologías frecuentes del sistema digestivo?

- **Estreñimiento crónico:** común en personas con movilidad reducida o dietas inadecuadas.

- **Reflujo gastroesofágico:** retorno del ácido del estómago hacia el esófago, causando molestias digestivas.

- **Dificultades en la deglución (disfagia):** problema frecuente en personas con enfermedades neurológicas.

Ejemplo

Un usuario con disfagia puede requerir adaptación de la textura de los alimentos y supervisión durante la ingesta para prevenir atragantamientos.

6. **Sistema endocrino y metabolismo**

Regula la producción de hormonas y el metabolismo energético.

El desequilibrio en este sistema puede afectar el control del azúcar en sangre y la distribución de energía en el organismo.

¿Cuáles son las patologías frecuentes del sistema endocrino y metabolismo?

- **Diabetes mellitus:** trastorno del metabolismo de la glucosa que puede derivar en complicaciones graves si no se controla adecuadamente.

- **Hipotiroidismo:** reducción de la actividad de la glándula tiroides, provocando fatiga y aumento de peso.

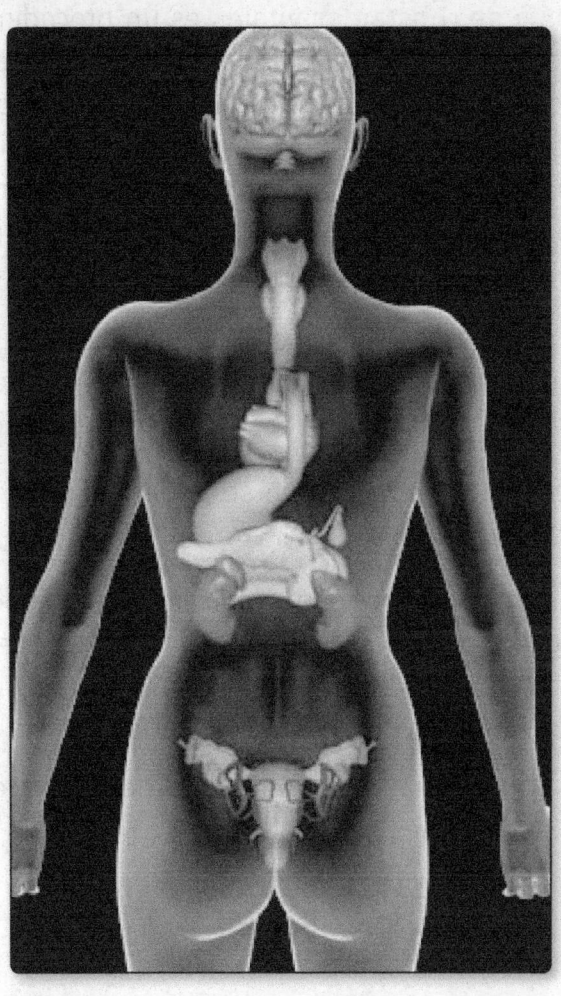

ⓘ NOTA

La monitorización de la glucosa en sangre y la administración adecuada de medicación son fundamentales en el manejo de la diabetes en usuarios dependientes.

2.2 PARTICIPACIÓN EN LA TOMA DE CONSTANTES VITALES

La **toma de constantes vitales** es un procedimiento fundamental en la atención sociosanitaria, ya que permite evaluar el estado general de salud del usuario y detectar posibles alteraciones que requieran intervención. Estas mediciones ofrecen información clave sobre el funcionamiento de los sistemas cardiovascular, respiratorio y metabólico, facilitando la prevención de complicaciones y el seguimiento de patologías crónicas.

En el ámbito sociosanitario, la participación del personal en la toma de constantes vitales se centra en la **medición correcta, registro preciso y comunicación de los resultados** al equipo sanitario correspondiente.

Las constantes vitales que se miden con mayor frecuencia en el ámbito sociosanitario incluyen:

- ▼ **Temperatura corporal:** indica la capacidad del cuerpo para regular el calor y puede reflejar procesos infecciosos o inflamatorios. Los valores normales se encuentran entre **36,1 °C y 37,2 °C.** Las **alteraciones comunes** son:

  - **Hipotermia** (< 35 °C): puede deberse a exposición al frío o alteraciones metabólicas.

  - **Fiebre** (> 38 °C): *suele indicar infección o inflamación.*

Ejemplo

Un usuario con fiebre persistente tras una cirugía debe evaluarse de inmediato para descartar una posible infección postoperatoria.

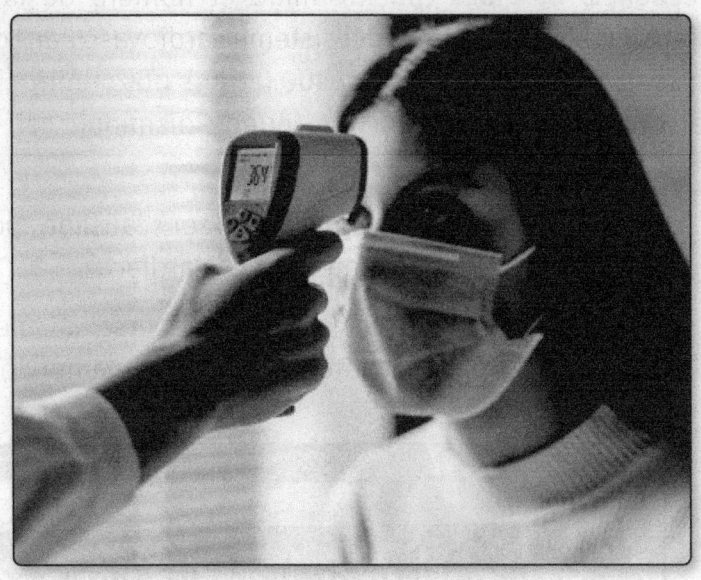

No obstante, hay que considerar que diversos factores pueden alterar la medición de la temperatura corporal:

Factor	Cómo afecta la medición	Cómo evitar errores
Ejercicio físico	Aumenta la temperatura corporal temporalmente.	Evitar la medición inmediatamente después de la actividad física; esperar al menos **30 minutos**.
Consumo de alimentos o bebidas calientes/frías	Puede modificar la temperatura oral.	Esperar **15-30 minutos** antes de la medición oral.
Ropa excesiva o ambiente caluroso/frío	Puede elevar o reducir la temperatura corporal.	Medir en un ambiente neutro y asegurarse de que la persona esté vestida de forma adecuada.
Estrés o ansiedad	Puede aumentar la temperatura ligeramente.	Relajar al usuario antes de la medición.

▶ **Frecuencia cardíaca (pulso):** mide el número de latidos por minuto y refleja el estado del sistema cardiovascular. Los **valores normales** son, en adultos, **60-100 latidos por minuto (lpm)**, y en personas mayores, **50-90 lpm** (puede disminuir con la edad). Las **alteraciones comunes** son:

- **Taquicardia** (> 100 lpm): puede ser causada por fiebre, deshidratación, estrés o afecciones cardíacas.

- **Bradicardia** (< 50 lpm): puede deberse a medicación, problemas cardíacos o deterioro del sistema nervioso.

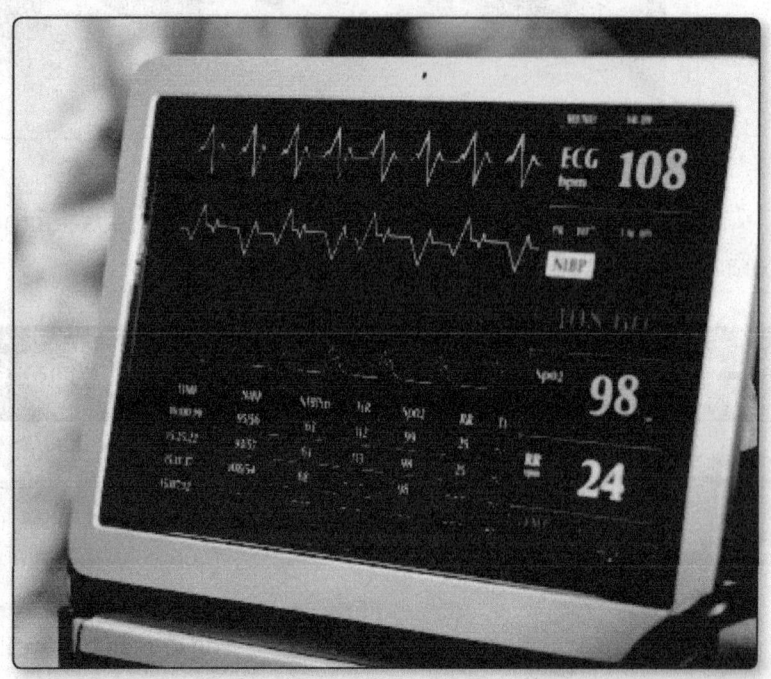

ⓘ **NOTA**

Es importante registrar, además de la frecuencia, la regularidad y fuerza del pulso, ya que un ritmo irregular puede indicar arritmias cardíacas.

Aunque el rango normal en adultos es de 60 a 100 latidos por minuto (lpm), hay factores que pueden alterarlo:

Factor	Cómo afecta la medición	Cómo evitar errores
Ejercicio físico reciente	Puede elevar la frecuencia hasta 120-150 lpm.	Esperar **al menos 10 minutos** después del ejercicio.
Cafeína, nicotina o alcohol	Pueden aumentar el ritmo cardíaco.	Evitar estas sustancias **30 minutos antes** de la medición.
Estrés y ansiedad	Activan el sistema nervioso simpático, elevando la frecuencia cardíaca.	Relajar al usuario antes de la medición.
Fármacos	Algunos medicamentos (beta bloqueador, estimulante) pueden alterar el pulso.	Considerar la medicación al interpretar los resultados.

▼ **Presión arterial:** evalúa la fuerza con la que la sangre circula por las arterias y es clave en el diagnóstico de enfermedades cardiovasculares. Los valores normales son presión sistólica (máxima) **100-139 mmHg** y presión diastólica (mínima) **60-89 mmHg**. Las **alteraciones comunes** son:

- **Hipertensión arterial** (> 140/90 mmHg): puede aumentar el riesgo de ictus o insuficiencia cardíaca.

- **Hipotensión arterial** (< 90/60 mmHg): puede causar mareos, desmayos y caídas.

Ejemplo

Un usuario con antecedentes de hipertensión presenta un valor de 160/100 mmHg; es necesario informarlo al personal de enfermería para ajustar su tratamiento antihipertensivo.

Si el tensiómetro no se utiliza de manera adecuada, los valores obtenidos pueden ser **erróneos**, lo que puede derivar en **diagnósticos equivocados y tratamientos inadecuados**. A continuación, se describen algunos errores comunes en el uso del tensiómetro y su impacto en la lectura:

Error en la medición	Consecuencia en la lectura
Uso de un manguito inadecuado (muy grande o pequeño)	Un **manguito demasiado pequeño** puede **sobrestimar** la presión arterial (valores más altos de lo real). Un **manguito demasiado grande** puede **infraestimar** los valores (más bajos de lo real).
Colocación incorrecta del brazalete	Si el brazalete está **demasiado flojo**, la lectura puede ser **falsamente baja**. Si está **demasiado apretado**, puede dar valores **falsamente elevados**.
Ubicación incorrecta del brazalete	Si el brazalete se coloca **por encima o por debajo del nivel recomendado** (sobre la arteria braquial y alineado con el corazón), los valores pueden ser inexactos.
Postura inadecuada del usuario	Si el usuario está **cruzando las piernas**, tiene el brazo sin apoyo o está **tenso**, la lectura puede ser **más alta** de lo real.
Hablar o moverse durante la medición	Puede aumentar transitoriamente la presión arterial, dando un **resultado elevado falso**.
Medición inmediata después de comer, fumar o tomar café	Estas actividades pueden **aumentar temporalmente** la presión arterial, generando valores **artificialmente elevados**.
No esperar el tiempo suficiente entre mediciones	Si se realiza una segunda medición **demasiado pronto**, los vasos sanguíneos pueden no haber recuperado su estado basal, lo que **altera la precisión del resultado**.
Uso de ropa gruesa en el brazo	La ropa impide el adecuado ajuste del brazalete, lo que puede producir **lecturas erróneas**. Se recomienda medir la presión con el brazo **descubierto**.

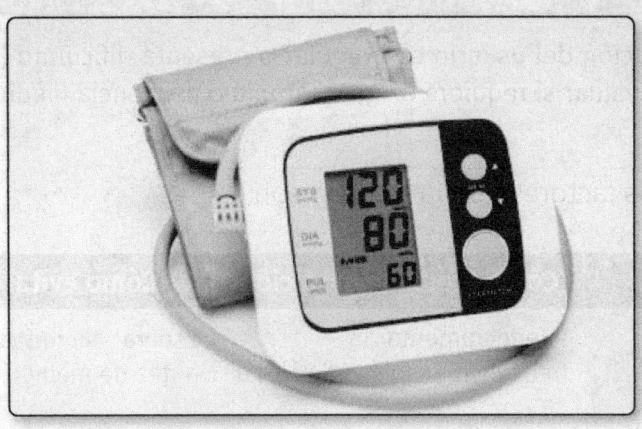

▼ **Frecuencia respiratoria:** indica el número de respiraciones por minuto y puede reflejar problemas pulmonares o metabólicos. Los valores normales son, en adultos, **12-20 respiraciones por minuto (rpm)**, y en personas mayores, **16-25 rpm** (puede aumentar con la edad). Las alteraciones comunes son:

- **Taquipnea** (> 25 rpm): puede deberse a infecciones respiratorias, ansiedad o insuficiencia cardíaca.

- **Bradipnea** (< 10 rpm): puede indicar afectación del sistema nervioso central o sobredosis de fármacos.

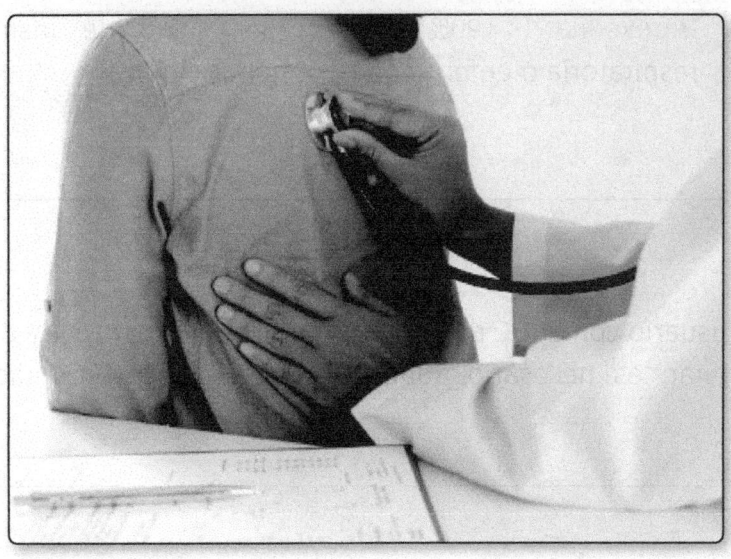

> ### ⓘ NOTA
>
> Si la respiración del usuario es irregular o presenta dificultad (disnea), es necesario evaluar si requiere oxigenoterapia o asistencia médica.

Algunos factores que la afectan son:

Factor	Cómo afecta la medición	Cómo evitar errores
Ejercicio físico reciente	Puede aumentar la frecuencia respiratoria hasta 30 rpm.	Esperar al menos 10 minutos antes de medir.
Ansiedad o estrés	Puede causar hiperventilación.	Relajar al usuario antes de la medición.
Fiebre o infecciones	Aumentan la demanda de oxígeno, acelerando la respiración.	Evaluar otros signos clínicos junto con la frecuencia respiratoria.

▸ **Saturación de oxígeno (SpO$_2$):** mide el nivel de oxígeno en la sangre y es esencial en usuarios con enfermedades respiratorias. Los **valores normales** son **95-100%** (en personas sanas) y **90-94%** (puede indicar problemas pulmonares leves). La **alteración** más común es:

  • **Hipoxemia** (< 90%): puede ser signo de insuficiencia respiratoria o enfermedad pulmonar crónica.

Ejemplo

Un usuario con EPOC presenta una saturación del 88% y dificultad para respirar; es necesario administrar oxígeno según indicaciones médicas.

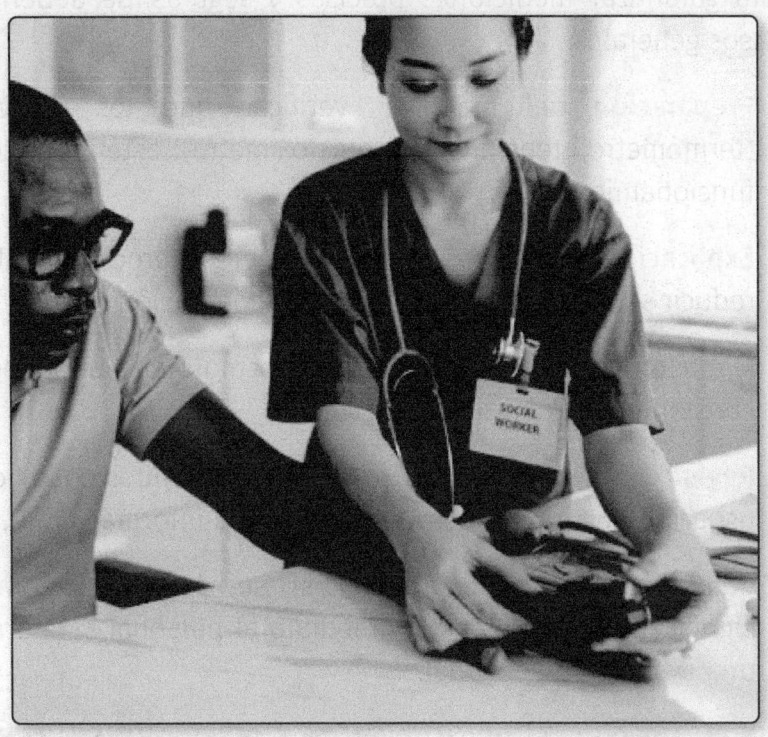

Diversos factores pueden alterar la medición de SpO_2:

Factor	Cómo afecta la medición	Cómo evitar errores
Movimiento excesivo del usuario	Puede generar lecturas inexactas.	Mantener la mano quieta durante la medición.
Esmalte de uñas oscuro o uñas artificiales	Puede interferir con la lectura del oxímetro.	Retirar esmalte o colocar el sensor en otro dedo.
Flujo sanguíneo deficiente (frío en las extremidades)	Puede reducir la precisión de la medición.	Asegurar que la mano esté caliente antes de la medición.

Para garantizar mediciones precisas y seguras, se deben seguir estos pasos generales:

1. **Preparación del material**: verificar que los dispositivos (termómetro, tensiómetro, pulsioxímetro) estén en correcto funcionamiento.

2. **Explicación al usuario**: informarle sobre el procedimiento para reducir su ansiedad y garantizar su cooperación.

3. **Medición correcta**: seguir el protocolo adecuado según la constante vital a evaluar.

4. **Registro inmediato**: anotar los valores obtenidos en la ficha del usuario, asegurando la trazabilidad de la información.

5. **Comunicación de resultados**: si se detectan alteraciones significativas, notificar de inmediato al personal sanitario para una evaluación adicional.

> ### ⓘ NOTA
>
> Es importante realizar las mediciones en un ambiente tranquilo y sin factores que puedan alterar los resultados, como el estrés, la ingesta reciente de alimentos o el esfuerzo físico.

La importancia de la toma de constantes vitales en el ámbito sociosanitario es múltiple:

▸ Permite la **detección temprana** de problemas de salud.

▸ Facilita el **seguimiento de enfermedades crónicas** como la hipertensión y la diabetes.

▸ Mejora la **seguridad del usuario**, reduciendo el riesgo de complicaciones.

▸ Favorece la **coordinación con el equipo sanitario**, optimizando la atención.

2.3 PARTICIPACIÓN EN LA ADMINISTRACIÓN DE MEDICACIÓN: VÍAS ORAL, TÓPICA Y RECTAL

La administración de medicación es una de las tareas fundamentales en la atención sociosanitaria, ya que permite garantizar que los tratamientos prescritos se apliquen correctamente y en el momento indicado. En el ámbito sociosanitario, la participación del personal en esta tarea implica seguir estrictamente las indicaciones médicas y colaborar en la supervisión de la ingesta, aplicación y efectos de los fármacos.

El proceso de administración de medicamentos requiere **precisión, seguridad y cumplimiento estricto de protocolos**, para evitar errores y prevenir efectos adversos en los usuarios.

> ⓘ **IMPORTANTE**
>
> La administración de medicación debe realizarse siempre bajo supervisión y siguiendo las pautas establecidas por el personal sanitario, asegurando la correcta dosificación y registro del tratamiento.

Para garantizar una administración segura y eficaz, es fundamental respetar los siguientes principios:

- **Identificación del usuario:** verificar su nombre, historial y tratamiento prescrito.

- **Comprobación del fármaco:** revisar el nombre, dosis, vía de administración y fecha de caducidad del medicamento.

- **Hora de administración:** cumplir con los horarios establecidos en la pauta médica.

- **Registro inmediato:** anotar la administración del fármaco en la ficha del usuario.

- **Supervisión de efectos secundarios:** observar la respuesta del usuario y notificar cualquier reacción adversa.

Ejemplo

Un usuario con Alzheimer puede olvidar que ha tomado su medicación. El registro detallado de la administración evita sobredosis accidentales o interrupciones del tratamiento.

A continuación, se exponen las **vías de administración** más utilizadas en el ámbito sociosanitario.

2.3.1 Vía oral (per os – p.o.)

Es la más común y consiste en la ingestión del medicamento a través de la boca.

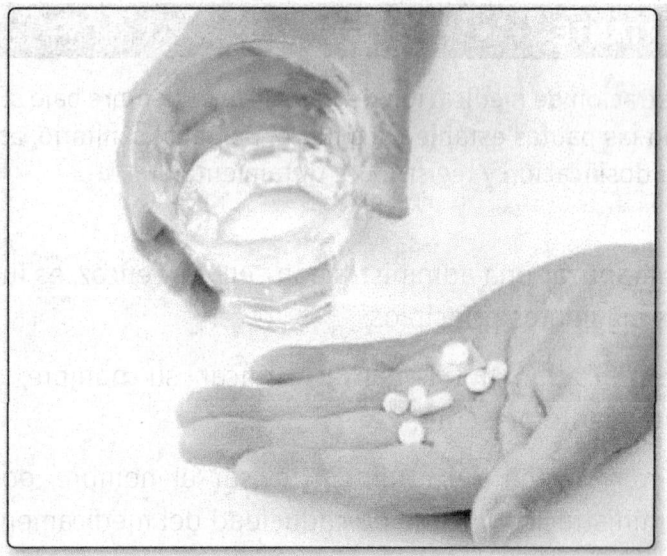

Sus **formas farmacéuticas** son:

a) Comprimidos y cápsulas.

b) Jarabes y soluciones líquidas.

c) Suspensiones y polvos solubles.

El **procedimiento** es el siguiente:

1. Verificar que el usuario esté en posición adecuada (preferiblemente sentado).

2. Ofrecer un vaso de agua para facilitar la ingesta.

3. Supervisar que el usuario trague el medicamento.

4. Registrar la administración y posibles incidencias.

ⓘ **IMPORTANTE**

Algunos medicamentos deben tomarse con alimentos o en ayunas para mejorar su absorción. Es importante seguir las indicaciones del prospecto o del equipo médico.

2.3.2 Vía tópica

Consiste en la aplicación del medicamento directamente sobre la piel o las mucosas, permitiendo su absorción local o sistémica.

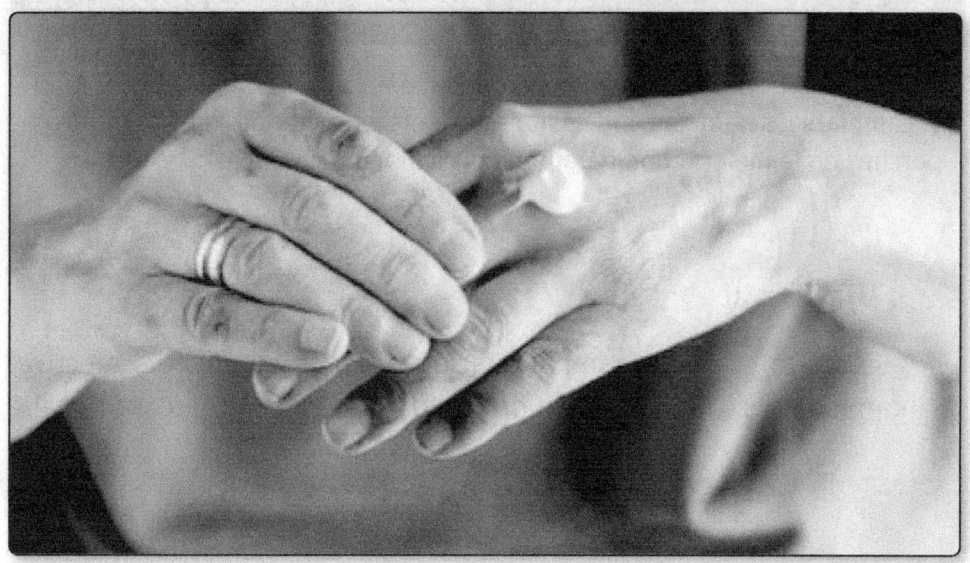

Sus **formas farmacéuticas** son:

a) Cremas, pomadas y geles.

b) Parches transdérmicos (liberan el fármaco de forma continua).

c) Soluciones o lociones para el cuero cabelludo o piel.

El **procedimiento** es el siguiente:

1. Lavar y secar la zona de aplicación antes de administrar el medicamento.

2. Aplicar la cantidad indicada con guantes desechables para evitar contaminación.

3. Masajear suavemente en caso de cremas o lociones para facilitar la absorción.

4. Evitar el contacto con los ojos, mucosas o heridas abiertas, salvo indicación médica.

5. Registrar la administración y verificar la respuesta del usuario.

> ### ⓘ NOTA
>
> Los parches transdérmicos deben colocarse en zonas con poca movilidad y cambiarse según las indicaciones médicas, evitando aplicar nuevos parches en la misma zona para prevenir irritación cutánea.

2.3.3 Vía rectal

Se utiliza cuando la administración oral no es posible o efectiva, facilitando la absorción del medicamento a través de la mucosa rectal.

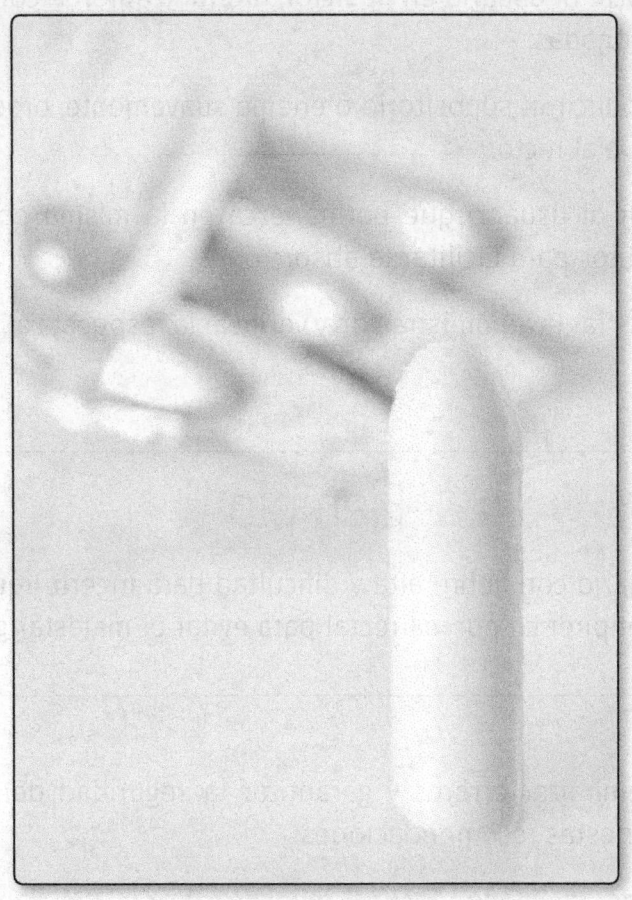

Sus **formas farmacéuticas** son:

a) Supositorios (analgésicos, antipiréticos, laxantes).

b) Enemas (soluciones para limpieza intestinal o medicación sistémica).

Su **procedimiento** es el siguiente:

1. Lavar las manos y colocarse guantes desechables.

2. Explicar el procedimiento al usuario para evitar ansiedad.

3. Colocar al usuario en **posición lateral izquierda** con las piernas flexionadas.

4. Introducir el supositorio o enema suavemente, procurando que llegue al recto.

5. Pedir al usuario que permanezca en la misma posición unos minutos para facilitar la absorción.

6. Registrar la administración y verificar la respuesta al tratamiento.

Ejemplo

Un usuario con fiebre alta y dificultad para ingerir líquidos puede recibir un antipirético por vía rectal para evitar el malestar gástrico.

Para minimizar errores y garantizar la seguridad del usuario, se deben seguir estas recomendaciones:

- **Evitar la manipulación innecesaria de los medicamentos** (ejemplo: no partir o triturar comprimidos sin autorización médica).

- **No sustituir un medicamento por otro sin indicación médica.**

- **Observar al usuario tras la administración** para detectar signos de alergias o efectos adversos.

- **Garantizar la higiene en cada procedimiento**, especialmente en la administración tópica y rectal.

- **Registrar cualquier incidencia** (rechazo del medicamento, vómito tras la toma, efectos inesperados).

Ejemplo

Un usuario que desarrolla sarpullidos tras la aplicación de una crema antibiótica debe evaluarse para descartar una reacción alérgica y ajustar el tratamiento.

Por lo tanto, la participación en la administración de medicación tiene una serie de beneficios clave:

- ▼ **Garantiza el cumplimiento del tratamiento** en usuarios con dependencia parcial o total.

- ▼ **Previene complicaciones de salud** derivadas de errores en la administración.

- ▼ **Permite detectar reacciones adversas a tiempo**, evitando situaciones de riesgo.

- ▼ **Facilita la supervisión médica**, mejorando la calidad de la atención sociosanitaria.

2.4 MEDICACIÓN EN EL CASO DE PERSONAS CON DIABETES

La **diabetes mellitus** es una de las enfermedades crónicas más frecuentes en el ámbito sociosanitario, especialmente en personas mayores y dependientes. Su tratamiento requiere un control riguroso de los niveles de **glucosa en sangre**, lo que implica la administración adecuada de medicamentos, la supervisión de su efectividad y la prevención de posibles complicaciones.

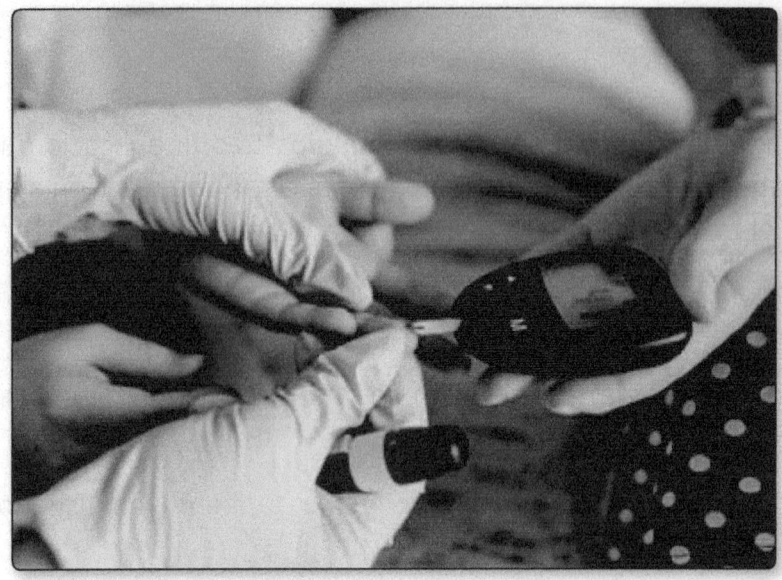

La participación en la administración de medicación en personas con diabetes debe realizarse con especial atención, dado que errores en la dosis o en la vía de administración pueden generar **hipoglucemias o hiperglucemias graves**, poniendo en riesgo la vida del usuario.

ⓘ **IMPORTANTE**

La diabetes mal controlada puede derivar en complicaciones como neuropatía, insuficiencia renal, problemas de cicatrización o enfermedades cardiovasculares.

Existen dos tipos principales de diabetes, cada uno con necesidades farmacológicas específicas:

▸ **Diabetes tipo 1:** se caracteriza por la falta total de producción de insulina y requiere administración de esta hormona de por vida.

▸ **Diabetes tipo 2:** se relaciona con la resistencia a la insulina y puede tratarse con medicación oral, aunque algunos casos también requieren insulina.

En el ámbito sociosanitario, los medicamentos para el control de la diabetes pueden administrarse por **vía oral** o **subcutánea (insulina)**.

2.4.1 Medicación oral para la diabetes (antidiabéticos orales)

Los **fármacos antidiabéticos orales** se utilizan principalmente en la **diabetes tipo 2** para mejorar la respuesta del organismo a la insulina o reducir la cantidad de glucosa en sangre.

Los tipos de antidiabéticos orales más utilizados son:

▼ **Biguanidas (Metformina)**

- Disminuye la producción de glucosa en el hígado y mejora su utilización en los tejidos.

- Se administra con las comidas para evitar molestias gastrointestinales.

▼ **Sulfonilureas (Glibenclamida, Glipizida, Gliclazida)**:

- Estimulan la producción de insulina en el páncreas.

- Pueden provocar hipoglucemias si el usuario no come adecuadamente.

▼ **Inhibidores de la DPP-4 (Sitagliptina, Vildagliptina)**:

- Aumentan la secreción de insulina después de las comidas.

- Suelen combinarse con Metformina.

▼ **Inhibidores de SGLT2 (Empagliflozina, Dapagliflozina)**:

- Ayudan a eliminar el exceso de glucosa a través de la orina.

- Favorecen la pérdida de peso y reducen el riesgo cardiovascular.

Ejemplo

Un usuario con diabetes tipo 2 en tratamiento con Metformina debe tomar la medicación después de las comidas para evitar molestias digestivas y mejorar su absorción.

2.4.2 Insulina: administración y precauciones

En casos en los que la medicación oral no es suficiente o en **diabetes tipo 1**, es necesaria la administración de **insulina subcutánea**.

Los tipos de insulina según su acción son:

▾ **Insulina rápida o ultrarrápida (Humalog, Novorapid):**

- Se administra **antes de las comidas** para controlar los picos de glucosa.

- Su efecto comienza en **10-30 minutos** y dura entre **2 y 4 horas**.

▾ **Insulina intermedia (NPH, Humulin N):**

- Se administra **una o dos veces al día**, proporcionando control prolongado.

- Su efecto dura entre **12 y 18 horas**.

▾ **Insulina lenta o basal (Lantus, Levemir, Tresiba):**

- Se administra **una vez al día**, cubriendo las necesidades básicas de insulina.

- Su efecto dura hasta **24 horas o más**.

Ejemplo

Un usuario con insulina basal nocturna debe recibir la inyección siempre a la misma hora para mantener niveles estables de glucosa.

El procedimiento para la administración de insulina es el siguiente:

1. **Verificar el tipo de insulina y la dosis prescrita.**

2. **Comprobar los niveles de glucosa capilar** antes de la administración, si está indicado.

3. **Seleccionar la zona de inyección** (abdomen, muslo, brazo o glúteo) y rotar las zonas para evitar lipodistrofia.

4. **Administrar la insulina subcutáneamente** con aguja corta o pluma precargada, asegurando la correcta absorción.

5. **Registrar la administración** y supervisar al usuario para detectar signos de hipoglucemia o hiperglucemia.

ⓘ NOTA

Es importante evitar inyectar la insulina siempre en la misma zona, ya que esto puede provocar endurecimiento del tejido (lipohipertrofia), afectando su absorción.

El control de la diabetes no solo depende de la medicación, sino también de una vigilancia adecuada para prevenir efectos adversos. Algunos de los **posibles efectos secundarios de la medicación antidiabética** son los siguientes:

▼ **Hipoglucemia (bajada de azúcar en sangre, < 70 mg/dL):**

- Síntomas: sudoración, temblores, confusión, mareos.

- Actuación: administrar **glucosa de absorción rápida** (zumo, azúcar, miel) y observar la evolución del usuario.

▼ **Hiperglucemia (subida de azúcar en sangre, > 180 mg/dL):**

- Síntomas: sed intensa, visión borrosa, necesidad frecuente de orinar.

- Actuación: controlar la glucemia y avisar al personal sanitario si los niveles son elevados de forma persistente.

Ejemplo

Si un usuario diabético comienza a sudar y a sentirse mareado antes de una comida, es posible que tenga hipoglucemia. Se debe ofrecer una fuente de azúcar rápida y medir su glucosa para confirmar.

La importancia de la supervisión en la administración de medicación para la diabetes radica en una serie de beneficios clave:

▼ **Evita complicaciones agudas** (hipoglucemias e hiperglucemias).

▼ **Asegura el cumplimiento del tratamiento** en usuarios dependientes.

▼ **Mejora la efectividad del tratamiento**, reduciendo el riesgo de complicaciones crónicas.

▼ **Favorece la educación en el autocuidado**, promoviendo la autonomía del usuario en la medida de sus posibilidades.

2.5 COLABORACIÓN EN LA APLICACIÓN DE TÉCNICAS DE AEROSOLTERAPIA Y OXIGENOTERAPIA

La **aerosolterapia y la oxigenoterapia** son técnicas fundamentales en la atención sociosanitaria de personas con patologías respiratorias crónicas o agudas. Su correcta aplicación contribuye a mejorar la oxigenación, reducir la dificultad respiratoria y optimizar la función pulmonar del usuario.

En el ámbito sociosanitario, la **colaboración en la aplicación de estas técnicas** implica seguir las indicaciones médicas, preparar el material necesario, asistir al usuario durante el procedimiento y supervisar su respuesta al tratamiento.

> ### ⓘ IMPORTANTE
>
> La administración inadecuada de estos tratamientos puede provocar hipoxia, acumulación de secreciones o irritación de la vía aérea, por lo que es fundamental seguir los protocolos establecidos.

2.5.1 Aerosolterapia

La **aerosolterapia** es una técnica utilizada para administrar medicamentos en forma de partículas finas a través del sistema respiratorio. Se emplea en el tratamiento de enfermedades pulmonares y afecciones que afectan la vía aérea, como el **asma, la EPOC o las infecciones respiratorias**.

Los objetivos de la aerosolterapia son los siguientes:

- ▶ Administrar fármacos de forma directa a los pulmones, mejorando su eficacia.

- ▶ Reducir la inflamación y el broncoespasmo en enfermedades obstructivas.

▶ Fluidificar secreciones en personas con dificultad para eliminarlas.

▶ Mejorar la capacidad respiratoria en usuarios con enfermedades crónicas.

Ejemplo

Un usuario con EPOC recibe tratamiento con broncodilatadores en aerosol para mejorar su respiración y reducir la sensación de falta de aire.

Los tipos de dispositivos utilizados en aerosolterapia son los siguientes:

1. **Inhaladores presurizados con cámara espaciadora:**

   - Dispositivos en los que el medicamento se libera en una **cámara**, permitiendo una inhalación más efectiva.

   - Se utilizan especialmente en personas con **poca coordinación motora**, como usuarios mayores o con enfermedades neurológicas.

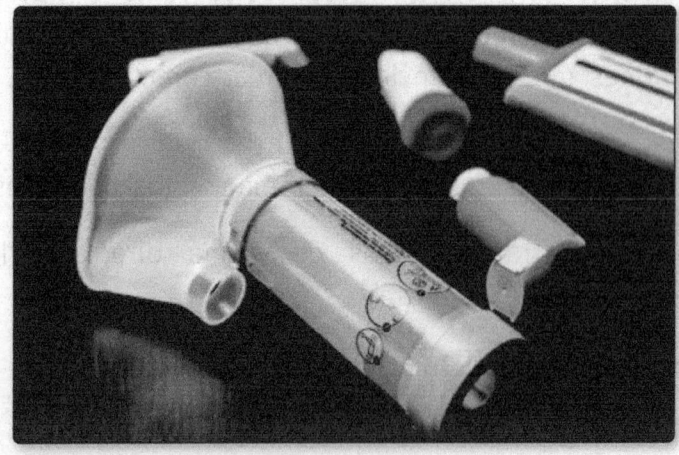

2. **Nebulizadores:**

- Transforman el medicamento líquido en una fina niebla que se inhala a través de una **mascarilla o boquilla**.

- Se emplean en usuarios con **crisis asmáticas, infecciones respiratorias o enfermedades crónicas** con dificultad respiratoria.

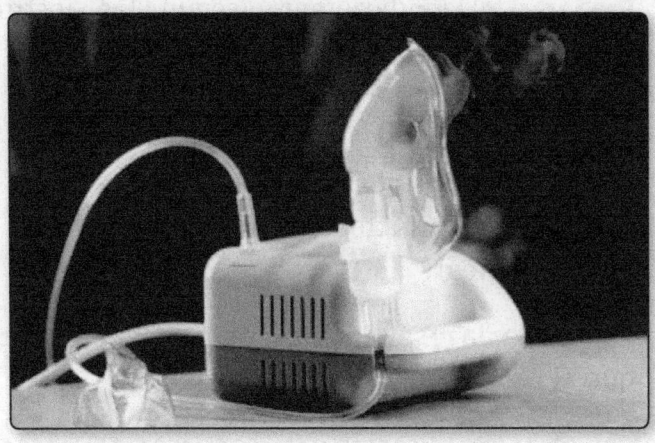

3. **Inhaladores de polvo seco:**

- No requieren gas propulsor, sino que el usuario debe inhalar con fuerza para liberar el medicamento.

- Son más eficaces en personas con **buena capacidad respiratoria**.

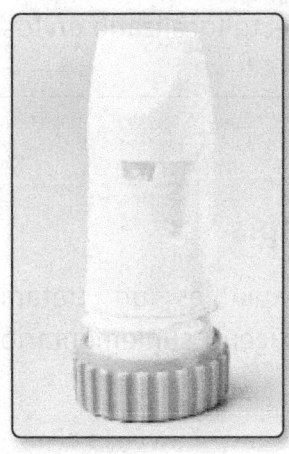

La elección del dispositivo dependerá de las capacidades del usuario y del tipo de medicamento indicado.

El procedimiento para la aplicación de aerosolterapia es el siguiente:

1. **Verificar la indicación médica y el tipo de dispositivo.**

2. **Preparar el medicamento** según las instrucciones (si es necesario diluir, hacerlo con suero fisiológico).

3. **Colocar al usuario en una posición cómoda y relajada** para facilitar la inhalación.

4. **Asegurar el correcto ajuste de la mascarilla o boquilla** (en nebulizadores).

5. **Supervisar la respiración durante la administración**, asegurando que el usuario inhale profundamente.

6. **Registrar la aplicación y la respuesta del usuario.**

Ejemplo

Un usuario con neumonía recibe antibióticos nebulizados para una mejor absorción y efecto localizado en los pulmones.

2.5.2 Oxigenoterapia

La **oxigenoterapia** es un tratamiento que consiste en la administración de oxígeno suplementario para mejorar la oxigenación en personas con insuficiencia respiratoria o enfermedades pulmonares crónicas.

Los objetivos de la oxigenoterapia son los siguientes:

▼ Aumentar los niveles de oxígeno en sangre (saturación de oxígeno).

▼ Prevenir complicaciones derivadas de la hipoxia (baja oxigenación).

▼ Aliviar la disnea (sensación de falta de aire).

▼ Mejorar la capacidad funcional y calidad de vida del usuario.

Ejemplo

Un usuario con insuficiencia respiratoria crónica recibe oxigenoterapia domiciliaria para mantener una saturación de oxígeno estable (> 90%).

Los métodos de administración de oxígeno son:

1. **Gafas o cánulas nasales:**

   - Se utilizan para administrar oxígeno en **bajas concentraciones** (1-5 litros por minuto).

   - Son cómodas y permiten al usuario hablar y comer mientras las lleva puestas.

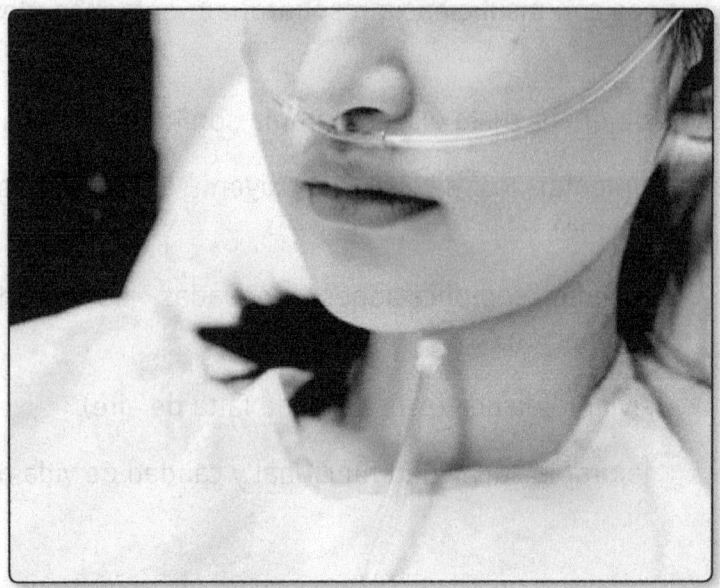

2. **Mascarilla simple:**

- Se emplea cuando se requiere una mayor concentración de oxígeno (5-10 litros por minuto).

- Se ajusta al rostro para garantizar un flujo adecuado.

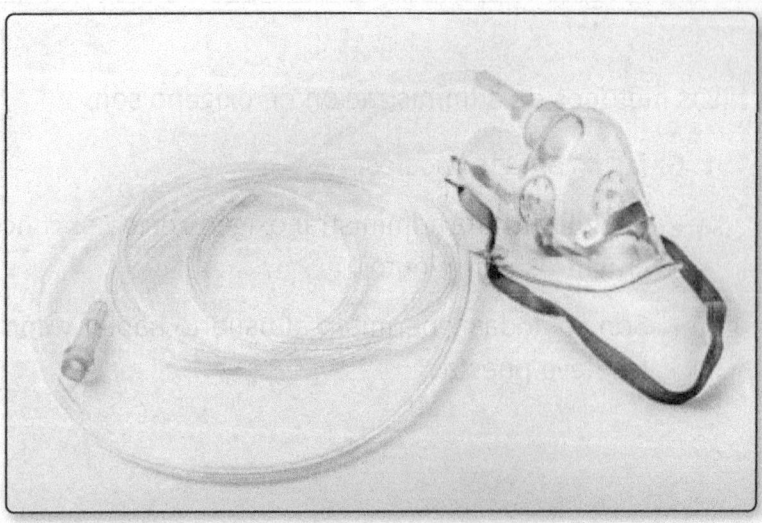

3. **Mascarilla con reservorio:**

- Proporciona **altas concentraciones de oxígeno** (10-15 litros por minuto).

- Se usa en situaciones de insuficiencia respiratoria grave.

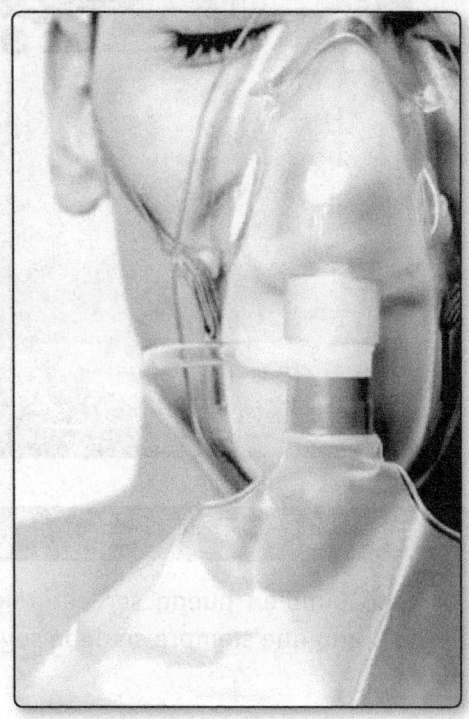

4. **Oxigenoterapia domiciliaria (concentradores de oxígeno o bombonas):**

- Se utiliza en personas con enfermedades pulmonares crónicas que necesitan oxígeno de forma continua.

- Requiere supervisión para garantizar un uso seguro y adecuado.

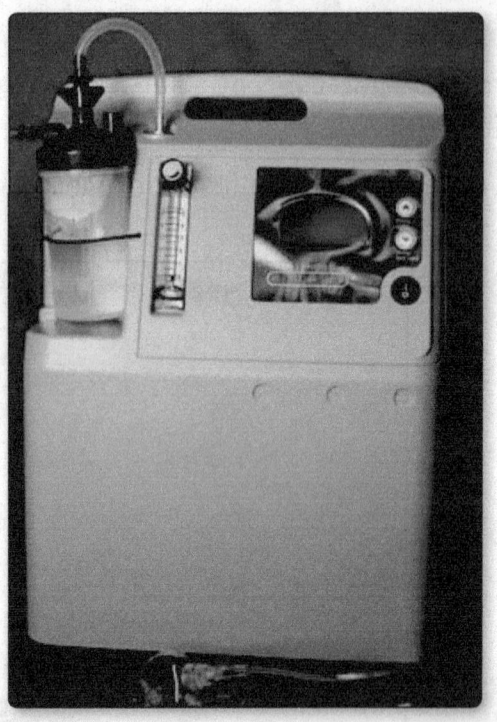

> **ⓘ IMPORTANTE**
>
> El exceso de oxígeno también puede ser perjudicial, especialmente en usuarios con EPOC, por lo que siempre se debe seguir la pauta médica.

El procedimiento para la aplicación de oxigenoterapia es el siguiente:

1. **Comprobar la indicación médica** y el flujo de oxígeno prescrito.

2. **Verificar el estado del equipo** (concentrador, bombona o sistema de suministro).

3. **Colocar la cánula nasal o mascarilla** según la necesidad del usuario.

4. **Asegurar la comodidad y seguridad del usuario** (evitar irritación en nariz y orejas).

5. **Controlar la saturación de oxígeno** mediante pulsioxímetro, asegurando niveles adecuados.

6. **Registrar la administración y posibles incidencias**.

Ejemplo

Un usuario con EPOC avanzado utiliza oxígeno domiciliario con una cánula nasal a 2 litros por minuto para evitar desaturaciones nocturnas.

Se deben tener en cuenta algunas precauciones y aspectos de prevención de riesgos:

a) **En aerosolterapia:**

Asegurar que el usuario **inhale correctamente** el medicamento.

Mantener limpios los dispositivos de inhalación para evitar infecciones.

No compartir nebulizadores entre usuarios.

b) **En oxigenoterapia:**

Evitar el contacto del oxígeno con llamas o fuentes de calor.

Mantener una adecuada **hidratación nasal** para prevenir sequedad e irritación.

Supervisar la aparición de signos de **hipercapnia** (retención de CO_2) en personas con enfermedades pulmonares crónicas.

> ### ⓘ IMPORTANTE
>
> La oxigenoterapia prolongada puede generar dependencia, por lo que debe utilizarse solo bajo prescripción médica y con un control adecuado.

2.6 COLABORACIÓN EN LA APLICACIÓN DE TRATAMIENTOS LOCALES Y MÉTODOS DE FRÍO-CALOR

En el ámbito sociosanitario, la **aplicación de tratamientos locales y métodos de frío-calor** es una técnica terapéutica utilizada para aliviar el dolor, reducir la inflamación, favorecer la circulación sanguínea y mejorar la recuperación de lesiones o patologías crónicas.

La participación del personal sociosanitario en este procedimiento implica la **preparación, supervisión y correcta aplicación** de estos tratamientos, asegurando su eficacia y previniendo posibles efectos adversos en los usuarios.

ⓘ **IMPORTANTE**

La elección entre frío o calor dependerá del tipo de afección a tratar. Aplicar una técnica inadecuada puede agravar el problema en lugar de mejorarlo.

Los **tratamientos locales** consisten en la aplicación de productos o terapias directamente sobre la zona afectada del cuerpo. Son utilizados para aliviar síntomas, tratar heridas y mejorar la absorción de fármacos tópicos.

Los principales tipos de tratamientos locales son los siguientes:

a) **Pomadas y cremas analgésicas o antiinflamatorias**: para el alivio del dolor muscular o articular.

b) **Antisépticos y cicatrizantes**: para el tratamiento de heridas o lesiones cutáneas.

c) **Emolientes y protectores dérmicos**: para prevenir úlceras por presión en personas encamadas.

d) **Vendajes terapéuticos**: para inmovilizar articulaciones o proteger lesiones.

Ejemplo

Un usuario con artritis en las manos puede recibir aplicaciones tópicas de antiinflamatorios para aliviar el dolor y mejorar su movilidad.

Por su parte, la **crioterapia** consiste en la aplicación de frío para reducir la inflamación, aliviar el dolor y controlar hemorragias o edemas. Los beneficios del frío terapéutico son varios:

- Disminuye la inflamación y el dolor.
- Reduce la circulación sanguínea en la zona afectada (vasoconstricción).
- Alivia espasmos musculares y traumatismos recientes.
- Evita el avance de hematomas tras una contusión.

El uso de frío tiene las siguientes **indicaciones:**

- **Golpes y contusiones recientes** (primeras 24-48 horas).
- **Esguinces y torceduras.**
- **Inflamaciones articulares** (artritis, tendinitis).
- **Fiebre** (compresas frías en la frente o axilas).

Los **métodos de aplicación del frío** son:

▼ **Bolsas de hielo o gel frío reutilizable** (envueltas en un paño para evitar quemaduras).

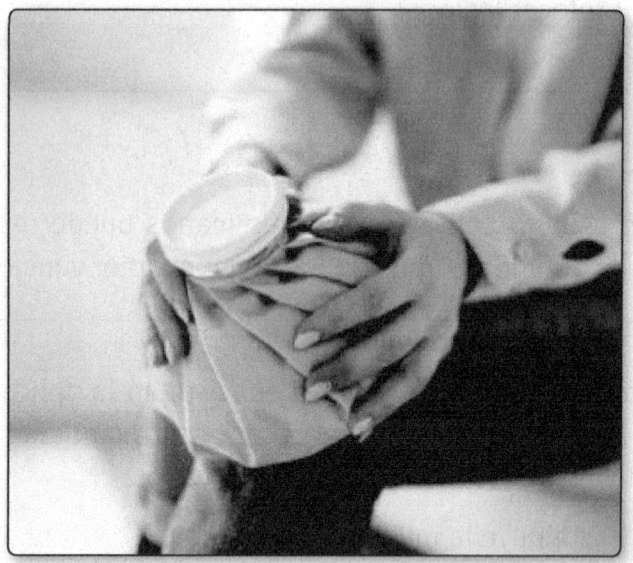

▼ **Compresas frías húmedas** (para fiebre o inflamaciones localizadas).

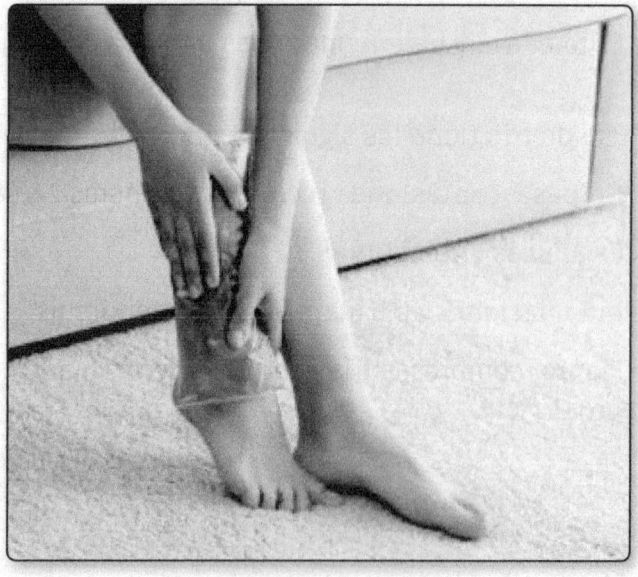

▼ **Sprays refrigerantes** (uso inmediato en lesiones deportivas o traumatismos).

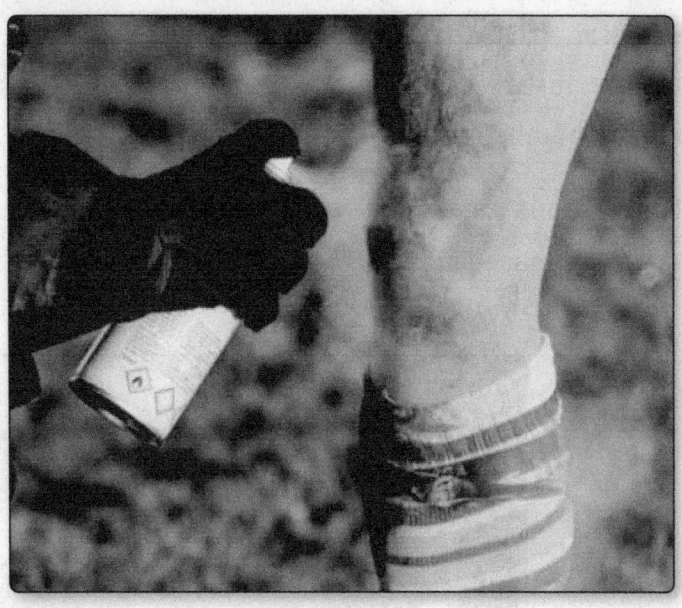

ⓘ IMPORTANTE

No aplicar frío directamente sobre la piel, ya que puede provocar quemaduras o lesiones por congelación.

Por otro lado, la **termoterapia** es la aplicación de calor para relajar los músculos, mejorar la circulación sanguínea y aliviar dolores crónicos. Sus beneficios son múltiples:

▼ Aumenta la circulación sanguínea en la zona afectada (vasodilatación).

▼ Relaja los músculos y reduce la rigidez articular.

▼ Disminuye la sensación de dolor en procesos crónicos.

▼ Favorece la eliminación de toxinas y acelera la recuperación de lesiones.

El uso de calor tiene varias indicaciones:

- **Contracturas musculares y dolores crónicos** (lumbalgias, cervicalgias).

- **Dolor articular** por artrosis o artritis.

- **Calambres y espasmos musculares.**

- **Dolor menstrual.**

Los **métodos de aplicación del calor** son:

- **Compresas calientes o bolsas térmicas** (uso localizado en músculos y articulaciones).

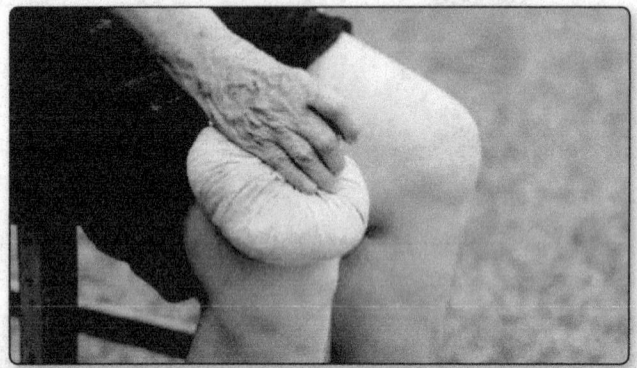

- **Baños de agua caliente o termoterapia húmeda** (relajación general del cuerpo).

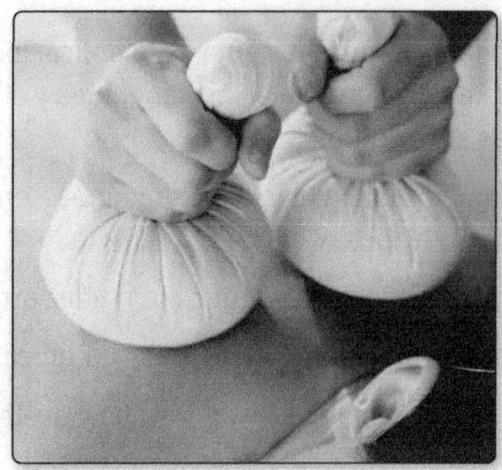

▼ **Mantas eléctricas o almohadillas térmicas** (regulación de temperatura para uso prolongado).

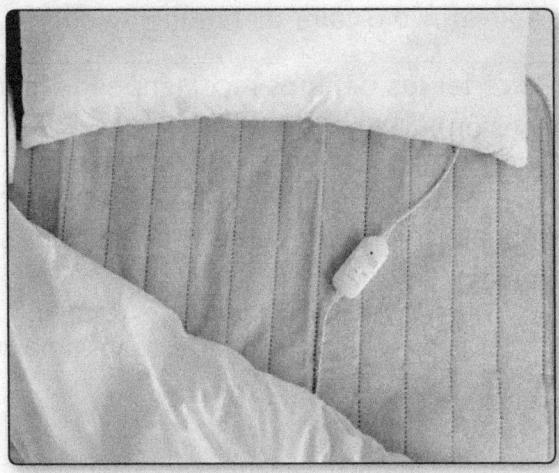

▼ **Parafina terapéutica** (especialmente útil en personas con artritis en manos y pies).

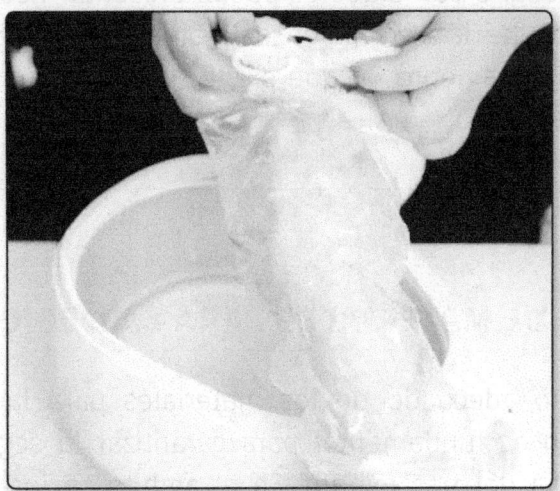

ⓘ IMPORTANTE

No aplicar calor en lesiones recientes o inflamaciones agudas, ya que puede empeorar la hinchazón.

Para garantizar la seguridad del usuario, es fundamental seguir una serie de recomendaciones al aplicar tratamientos de frío o calor:

‣ **No aplicar frío o calor directamente sobre la piel.**

‣ **No exceder los tiempos recomendados** (máximo 15-20 minutos por sesión).

‣ **Verificar la sensibilidad del usuario antes de la aplicación** (personas con neuropatías pueden no sentir temperaturas extremas).

‣ **Evitar el uso de calor en procesos inflamatorios recientes.**

Ejemplo

Un usuario con diabetes puede presentar neuropatía en los pies, lo que dificulta la percepción del calor. No se deben aplicar fuentes de calor directamente, ya que existe riesgo de quemaduras sin que el usuario lo perciba.

2.7 USO DE MATERIALES PARA LA MEDICACIÓN

El uso adecuado de los materiales para la administración de medicación es fundamental para garantizar la seguridad del usuario y la eficacia del tratamiento. En el ámbito sociosanitario, la correcta manipulación, almacenamiento y eliminación de estos materiales minimiza el riesgo de contaminación, errores en la dosificación y efectos adversos.

> **ⓘ IMPORTANTE**
>
> Cada tipo de medicación requiere un material específico para su administración. Es importante conocer su correcto uso y manejo para evitar incidentes que afecten la salud del usuario.

Dependiendo de la vía de administración del medicamento, se emplean distintos dispositivos y materiales.

1. **Materiales para la administración oral:** esta es la vía más común de administración de fármacos en el ámbito sociosanitario. Los materiales utilizados son los siguientes:

   - **Vasos dosificadores y jeringas orales:** para la medicación en **líquidos o jarabes**, asegurando la dosis exacta.

   - **Pastilleros organizadores:** facilitan la distribución de los medicamentos según horarios y días.

   - **Trituradores y cortadores de pastillas:** para usuarios con dificultad para tragar, siempre bajo indicación médica.

   - **Cucharas medidoras:** para medicamentos líquidos que requieren una dosificación precisa.

Ejemplo

Un usuario con Parkinson que tiene dificultad para tragar puede necesitar que sus comprimidos sean triturados antes de su administración, utilizando un triturador de pastillas.

2. **Materiales para la administración tópica:** se utilizan para aplicar medicamentos directamente sobre la piel o mucosas. Contamos con los siguientes:

- **Guantes desechables:** para evitar contaminación y contacto con sustancias irritantes.

- **Gasas y apósitos estériles:** para la aplicación de cremas o pomadas sobre heridas o lesiones cutáneas.

- **Espátulas o aplicadores:** para extender ungüentos sin riesgo de contaminación.

- **Parches transdérmicos:** para la liberación prolongada de fármacos como analgésicos o tratamientos hormonales.

Ejemplo

Un usuario con dolor crónico recibe un parche de fentanilo cada 72 horas para el alivio del dolor. Se debe asegurar que la piel esté limpia y seca antes de su aplicación.

3. **Materiales para la administración rectal:** en ocasiones, los medicamentos deben administrarse por vía rectal para garantizar su absorción. Los materiales usados son:

- **Guantes desechables:** para la manipulación higiénica del medicamento.

- **Lubricante hidrosoluble:** facilita la inserción de supositorios.

- **Papel desechable o empapadores:** para proteger la ropa de cama en caso de eliminación involuntaria.

Ejemplo

Un usuario con estreñimiento crónico puede requerir la aplicación de un enema evacuante, utilizando una cánula adecuada para su correcta administración.

4. **Materiales para la administración subcutánea e intramuscular:** estos materiales se emplean en la administración de insulina y otros tratamientos inyectables. Estos son:

   - **Jeringas de insulina o agujas precargadas:** para la administración de insulina en personas con diabetes.

   - **Plumas de insulina:** dispositivos automáticos que facilitan la administración de la dosis exacta.

   - **Algodón con alcohol o toallitas desinfectantes:** para limpiar la piel antes de la inyección.

   - **Contenedores de residuos biológicos (pinchos y agujas):** para la eliminación segura de material punzante.

Ejemplo

Un usuario con diabetes tipo 2 que necesita insulina puede utilizar una pluma precargada, asegurando una dosis exacta con una aguja fina y de un solo uso.

Por otro lado, para garantizar una administración segura y evitar incidentes, es fundamental seguir una serie de medidas preventivas:

- ▼ **Revisar siempre la fecha de caducidad** de los medicamentos antes de su administración.

- ▼ **Usar guantes desechables** en la administración de medicamentos tópicos y rectales.

- ▼ **No compartir dispositivos personales** como inhaladores, plumas de insulina o pastilleros.

- ▼ **Eliminar correctamente los materiales desechables** en contenedores adecuados para residuos biológicos.

- ▼ **Almacenar los medicamentos en condiciones adecuadas** (temperatura, humedad y luz).

Nota

Pautas generales para la conservación de medicamentos

1. Temperatura adecuada: algunos fármacos requieren refrigeración (entre 2°C y 8°C), como la insulina y ciertas vacunas. Otros deben mantenerse en un lugar seco y a temperatura ambiente (15°C–25°C).

2. Evitar la luz directa y la humedad: no almacenar medicamentos en baños o cerca de fuentes de calor, ya que la humedad y el calor pueden alterar su composición.

3. Correcto cierre de envases: los medicamentos deben conservarse en sus envases originales con el prospecto para evitar confusiones y alteraciones por exposición al aire.

4. Caducidad y control de fechas: no se deben utilizar medicamentos vencidos, ya que pueden haber perdido su eficacia o generar efectos adversos.

Eliminación segura de medicamentos

1. Nunca tirar medicamentos en el inodoro o la basura común, ya que pueden contaminar el agua y el suelo.

2. Llevar los fármacos caducados o en desuso a puntos SIGRE (Sistema Integrado de Gestión de Residuos de Medicamentos) disponibles en farmacias.

3. Desechar agujas y jeringas en contenedores específicos para residuos sanitarios, evitando riesgos de infecciones o accidentes

Otro aspecto muy importante es la eliminación segura de los materiales para la medicación. A continuación, se exponen los tipos de residuos y cómo realizar su correcta eliminación:

Tipo de residuo	Forma correcta de eliminación
Agujas, jeringas y lancetas	Desechar en contenedores específicos para residuos biológicos.
Envases de medicamentos caducados	Depositar en puntos SIGRE de las farmacias.
Parches transdérmicos usados	Doblar y desechar en la basura común, evitando el contacto con la piel.
Toallitas desinfectantes y guantes desechables	Eliminar en la basura convencional, nunca en el inodoro.

ⓘ NOTA

El mal uso o eliminación inadecuada de estos materiales puede generar contaminación ambiental o riesgos para la salud pública.

2.8 RIESGOS DE LOS MEDICAMENTOS

El uso de medicamentos es fundamental en el tratamiento y control de diversas patologías, pero su administración inadecuada puede generar **efectos adversos, interacciones peligrosas y complicaciones** en la salud del usuario. En el ámbito sociosanitario, la prevención de estos riesgos es esencial para garantizar una administración segura y eficaz, minimizando los efectos negativos asociados al uso de fármacos.

ⓘ **IMPORTANTE**

En personas dependientes, los riesgos de la medicación pueden verse agravados por factores como la edad, la polimedicación y las enfermedades crónicas, lo que hace imprescindible un control riguroso.

A continuación, se resumen los principales riesgos asociados al uso de medicamentos:

2.8.1 Reacciones adversas a los medicamentos (RAM)

Las **RAM** son efectos no deseados que ocurren al administrar un medicamento en dosis adecuadas.

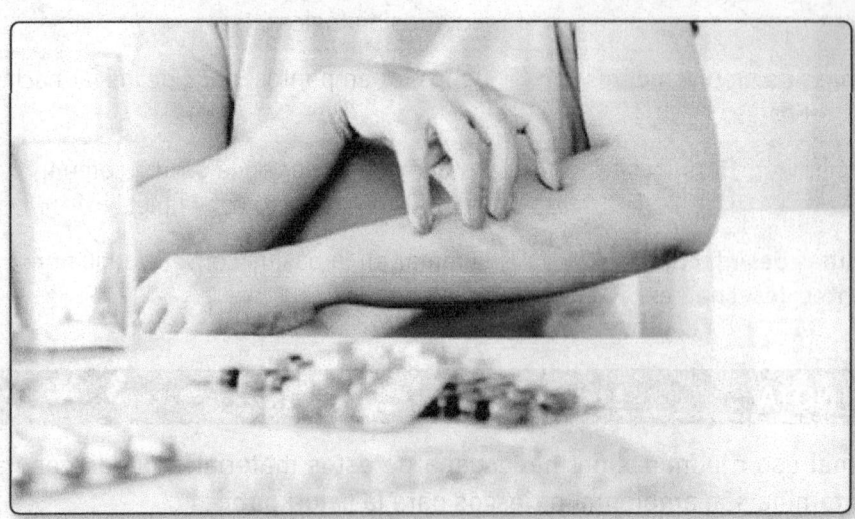

Algunos ejemplos de reacciones adversas frecuentes son los siguientes:

▼ **Náuseas y vómitos:** comunes en antibióticos o fármacos para el dolor.

▼ **Somnolencia o mareos:** ocurren con ansiolíticos y antihistamínicos.

▼ **Reacciones alérgicas:** desde erupciones cutáneas hasta shock anafiláctico.

▼ **Problemas gastrointestinales:** como diarrea o estreñimiento, causados por antiinflamatorios o suplementos de hierro.

Ejemplo

Un usuario que toma ibuprofeno diariamente sin protección gástrica puede desarrollar gastritis o úlceras como efecto adverso del medicamento.

Cualquier **reacción adversa debe ser registrada y comunicada al equipo sanitario** para evaluar la continuidad del tratamiento.

2.8.2 Errores en la administración de medicamentos

Los errores en la administración pueden provocar **sobredosis, ineficacia del tratamiento o intoxicación.**

En los errores más comunes, encontramos:

- **Dosis incorrecta:** administrar más o menos cantidad de la prescrita.
- **Vía de administración errónea:** usar un fármaco de aplicación tópica por vía oral.
- **Horario inadecuado:** no respetar los tiempos entre tomas, afectando la eficacia del tratamiento.
- **Confusión entre medicamentos:** especialmente en usuarios polimedicados.

NOTA

El uso de pastilleros organizadores y registros detallados ayuda a prevenir errores en la administración de medicamentos.

2.8.3 Interacciones medicamentosas

Las interacciones ocurren cuando dos o más medicamentos modifican sus efectos al administrarse juntos, pudiendo **potenciar o reducir su acción**.

Algunos ejemplos de interacciones peligrosas son:

- **Anticoagulantes + antiinflamatorios:** aumentan el riesgo de hemorragias.
- **Antibióticos + anticonceptivos orales:** disminuyen la efectividad del anticonceptivo.
- **Ansiolíticos + alcohol:** potencian la somnolencia y depresión del sistema nervioso.
- **Diuréticos + medicamentos para la hipertensión:** pueden provocar **bajada excesiva de la presión arterial**.

Ejemplo

Un usuario que toma Sintrom (anticoagulante) debe evitar el uso de ibuprofeno, ya que puede aumentar el riesgo de hemorragias internas.

Es muy importante **revisar el historial farmacológico del usuario** antes de añadir un nuevo medicamento para evitar interacciones no deseadas.

2.8.4 Dependencia y tolerancia a los medicamentos

Algunos medicamentos pueden generar **dependencia** (necesidad de seguir tomándolos para evitar síntomas de abstinencia) o **tolerancia** (disminución del efecto con el tiempo).

Algunos ejemplos de fármacos con riesgo de dependencia son:

▾ **Ansiolíticos y benzodiacepinas** (diazepam, lorazepam): pueden generar adicción si se usan por períodos prolongados.

▾ **Opioides analgésicos** (morfina, fentanilo): indicados para el dolor intenso, pero con alto riesgo de dependencia.

Ejemplo

Un usuario con insomnio que toma lorazepam a diario puede necesitar dosis cada vez más altas para dormir, generando tolerancia y dependencia.

Siempre se debe respetar la duración del tratamiento indicada por el médico para evitar dependencia y efectos secundarios graves.

Por otro lado, en **personas mayores o con dependencia**, ciertos factores aumentan la posibilidad de sufrir efectos adversos o errores en la medicación, entre ellos, los siguientes:

▸ **Polimedicación:** uso de cinco o más medicamentos diarios, aumentando el riesgo de interacciones.

▸ **Enfermedades crónicas:** diabetes, hipertensión o insuficiencia renal pueden modificar la respuesta a los fármacos.

▸ **Deterioro cognitivo:** los usuarios con demencia pueden olvidar tomar la medicación o tomarla repetidamente.

▸ **Problemas de deglución:** dificultan la administración de comprimidos y cápsulas.

▸ **Alteraciones en la función hepática o renal:** afectan la eliminación de los medicamentos, prolongando su efecto y aumentando la toxicidad.

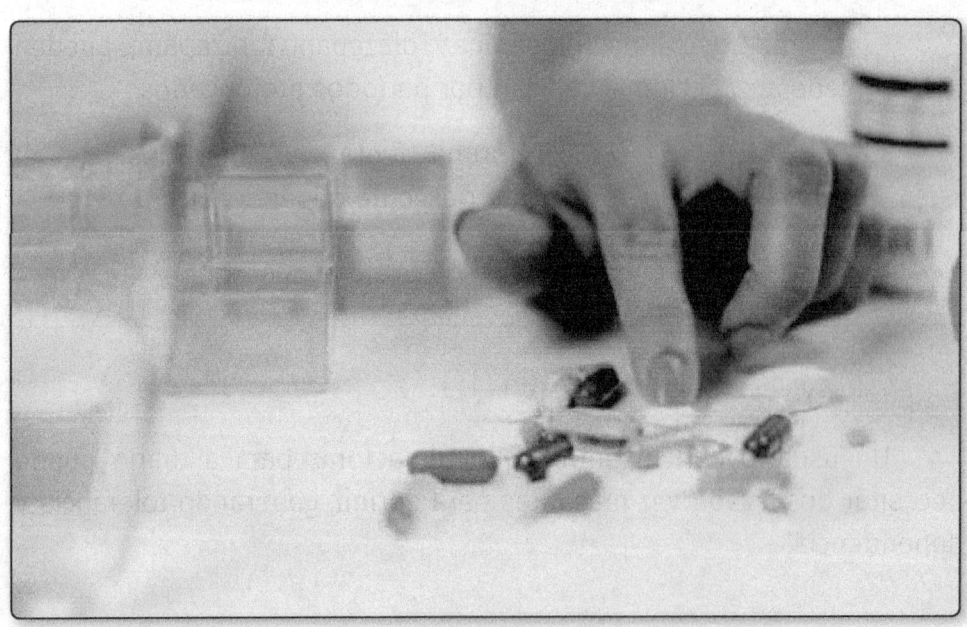

Ejemplo

Un usuario con insuficiencia renal crónica debe recibir ajustes en la dosis de ciertos medicamentos para evitar toxicidad, ya que su cuerpo los elimina más lentamente.

Los usuarios con enfermedades crónicas deben realizar **controles médicos periódicos** para ajustar sus tratamientos según su evolución.

Por último, es necesario tener presente algunas medidas para la prevención de riesgos en la medicación, entre las cuales, destacan:

- ▶ **Revisar la medicación periódicamente** para evitar la acumulación de fármacos innecesarios.

- ▶ **Confirmar siempre la identidad del usuario** antes de administrar un medicamento.

- ▶ **Respetar las indicaciones médicas** en cuanto a dosis, horarios y vía de administración.

- ▶ **Supervisar signos de efectos adversos o interacciones** y comunicarlos al equipo sanitario.

- ▶ **Fomentar el uso de pastilleros organizadores** para mejorar el control de la medicación.

- ▶ **No suspender bruscamente los tratamientos** sin autorización médica.

Ejemplo

En usuarios con Alzheimer, se recomienda monitorizar la medicación para evitar omisiones o sobredosis accidentales.

2.9 PREVENCIÓN DE RIESGOS LABORALES EN LAS TAREAS SANITARIAS

El desempeño de tareas sanitarias en el ámbito sociosanitario implica una serie de **riesgos laborales** que pueden afectar tanto a los profesionales como a los usuarios. La prevención de estos riesgos es fundamental para garantizar un entorno seguro y reducir la posibilidad de accidentes, lesiones o enfermedades derivadas del trabajo.

Los riesgos en las tareas sanitarias pueden clasificarse en **riesgos biológicos, ergonómicos, químicos, psicosociales y mecánicos**, y su prevención requiere el cumplimiento de normativas, protocolos de seguridad y el uso de medidas de protección adecuadas.

2.9.1 Riesgos biológicos

Los profesionales del ámbito sociosanitario están expuestos a **microorganismos patógenos** (bacterias, virus, hongos, parásitos) a través del contacto con sangre, fluidos corporales, secreciones o materiales contaminados.

Algunos ejemplos de riesgos biológicos son los siguientes:

- Contagio de **enfermedades infecciosas** (hepatitis, VIH, tuberculosis).

- Contacto con **heridas abiertas o material contaminado**.

- Exposición a **gotículas respiratorias** de usuarios con infecciones contagiosas.

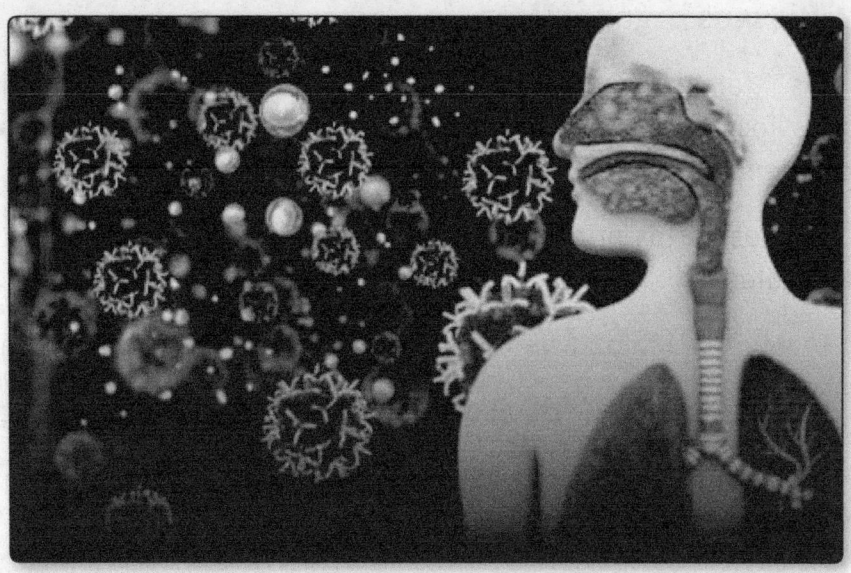

Se deben, por tanto, considerar las siguientes medidas de prevención:

▸ **Uso de Equipos de Protección Individual (EPI):** guantes, mascarillas, gafas de protección, batas.

▸ **Higiene de manos frecuente:** antes y después de cada procedimiento.

▸ **Vacunación del personal sanitario:** contra hepatitis B, gripe y otras enfermedades infecciosas.

▸ **Manejo seguro de residuos sanitarios:** eliminación adecuada de agujas, gasas y fluidos biológicos.

Ejemplo

Un trabajador que atiende a un usuario con gripe debe usar mascarilla y guantes, además de lavarse las manos tras la asistencia para evitar el contagio.

2.9.2 Riesgos ergonómicos

Las tareas sanitarias implican movimientos repetitivos, posturas forzadas y esfuerzos físicos que pueden provocar **lesiones musculoesqueléticas**.

Algunos de los principales ejemplos de riesgos ergonómicos son los siguientes:

▼ **Movilización y traslado de usuarios** con movilidad reducida.

▼ **Posturas incorrectas** al realizar curas o administrar medicación.

▼ **Cargas de peso inadecuadas**, como levantar a un usuario sin ayuda técnica.

Por ello, se deben tener en cuenta algunas medidas de prevención:

▼ **Aplicar técnicas de movilización seguras:** uso de mecánica corporal y ayudas técnicas.

▼ **Utilizar grúas o sillas de traslado** para reducir el esfuerzo físico.

▼ **Realizar pausas activas y ejercicios de estiramiento** para prevenir lesiones.

Ejemplo

Un trabajador que moviliza a un usuario encamado sin ayuda técnica puede sufrir una lesión lumbar. Para prevenirlo, debe usar una grúa de transferencia o aplicar técnicas de mecánica corporal.

2.9.3 Riesgos químicos

El personal sociosanitario puede estar expuesto a **productos químicos peligrosos**, como desinfectantes, fármacos y agentes esterilizantes.

Algunos ejemplos de riesgos químicos son:

▼ Contacto con **sustancias irritantes** (lejía, amonio cuaternario).

▼ Inhalación de **vapores tóxicos** de desinfectantes o gases medicinales.

▼ Manipulación de **medicación citotóxica** en tratamientos oncológicos.

Las medidas de prevención ante los riesgos químicos son:

▼ **Uso de guantes y mascarillas** al manipular productos químicos.

▼ **Ventilación adecuada** en áreas donde se usen desinfectantes o medicamentos en aerosol.

▼ **Almacenamiento seguro de sustancias químicas** según normativas.

Ejemplo

Un trabajador que limpia un área de aislamiento con desinfectantes fuertes debe usar guantes, mascarilla y asegurarse de ventilar el espacio para evitar intoxicaciones.

2.9.4 Riesgos psicosociales

El estrés laboral y la sobrecarga emocional pueden afectar la salud mental de los profesionales sanitarios.

Los riesgos psicosociales pueden ser:

- ▼ **Estrés y agotamiento emocional** por la carga de trabajo elevada.

- ▼ **Turnos rotativos y nocturnos,** que alteran el descanso.

- ▼ **Conflictos con usuarios o familiares** en situaciones de alta tensión.

Para enfrentar estos riesgos, se deben tomar una serie de medidas:

- ▼ **Fomentar un ambiente de trabajo positivo y con apoyo emocional.**

- ▼ **Organizar turnos equilibrados** que permitan un descanso adecuado.

- ▼ **Capacitación en manejo del estrés y técnicas de comunicación efectiva.**

Ejemplo

Un trabajador que atiende a usuarios con demencia puede experimentar agotamiento emocional. Es recomendable que cuente con pausas programadas y apoyo psicológico si es necesario.

2.9.5 Riesgos mecánicos y de seguridad

Por último, los accidentes en el entorno sanitario pueden deberse a **caídas, cortes o golpes** con materiales o equipos.

Algunos ejemplos de riesgos mecánicos son:

- ▼ **Cortes con bisturíes, agujas o material punzante.**
- ▼ **Resbalones en suelos mojados o con productos de limpieza.**
- ▼ **Uso inadecuado de equipos sanitarios,** como grúas o sillas de ruedas.

Las medidas a tomar frente a estos riesgos son:

- ▼ **Uso adecuado de dispositivos de seguridad en el manejo de agujas.**
- ▼ **Mantenimiento y revisión de equipos médicos periódicamente.**
- ▼ **Señalización de zonas resbaladizas y limpieza inmediata de líquidos derramados.**

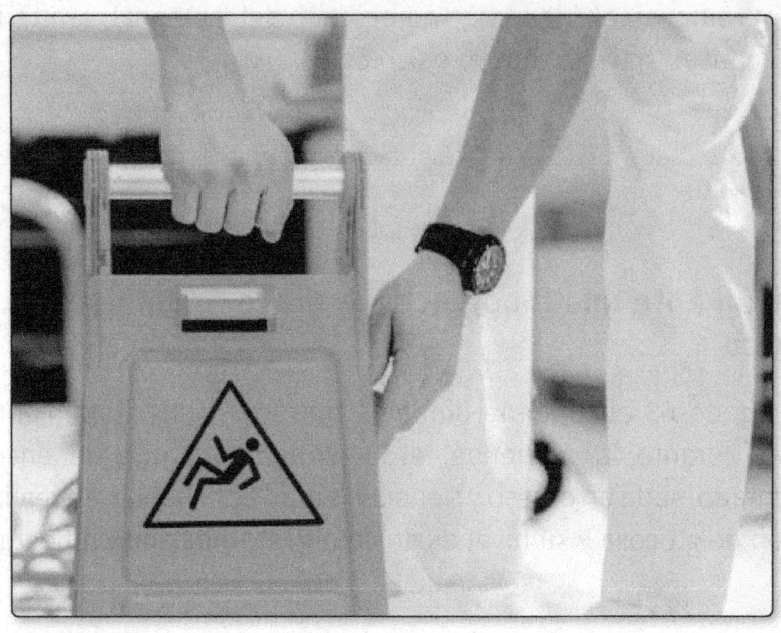

Ejemplo

Un trabajador que manipula agujas contaminadas sin desecharlas correctamente en el contenedor de bioseguridad puede sufrir un pinchazo accidental, aumentando el riesgo de infección.

Por lo tanto, considerando todo lo anterior, es posible resumir las siguientes medidas generales de prevención en tareas sanitarias:

▸ **Cumplir con los protocolos de bioseguridad** en todas las tareas sanitarias.

▸ **Utilizar siempre los equipos de protección personal (EPI).**

▸ **Evitar posturas forzadas y emplear ayudas técnicas** en la movilización de usuarios.

▸ **Seguir las normativas de manipulación y almacenamiento de productos químicos.**

▸ **Garantizar la correcta eliminación de residuos sanitarios.**

▸ **Promover el bienestar emocional** del personal sanitario con pausas activas y apoyo psicológico.

Caso clínico

Actuación ante una hipoglucemia grave en un usuario diabético

Juan, de 68 años, tiene diabetes tipo 2 y recibe tratamiento con insulina. Durante la merienda, el personal nota que se encuentra desorientado, suda en exceso y tiene dificultad para hablar. Se realiza una medición de glucosa y su nivel es de 48 mg/dL, indicando hipoglucemia grave.

¿Cuál es la intervención en este caso?

1. Se administra inmediatamente glucosa oral en forma de zumo.

2. Se monitoriza su estado durante los siguientes minutos.

3. Al no mostrar mejoría en 10 minutos, se administra una inyección de glucagón intramuscular.

4. Una vez estabilizado, se le proporciona una comida con hidratos de carbono de absorción lenta para evitar una nueva bajada de glucosa.

5. Se informa al equipo médico y se revisa su pauta de insulina para prevenir futuros episodios.

Los cuidadores deben estar entrenados en la identificación rápida de una hipoglucemia, ya que, si no se actúa con prontitud, el usuario podría entrar en coma hipoglucémico. La aplicación de primeros auxilios adecuados puede salvar vidas en estos casos.

3

Colaboración en la movilización, traslado y deambulación de los usuarios

La **movilización, traslado y deambulación** de los usuarios en el ámbito sociosanitario es una tarea esencial para garantizar su bienestar, prevenir complicaciones derivadas de la inmovilidad y fomentar la autonomía en la medida de lo posible. La correcta aplicación de técnicas de movilización, por un lado, protege la seguridad del usuario, y, por otro, previene lesiones musculoesqueléticas en los profesionales y cuidadores.

La participación en estas actividades requiere **conocimiento anatómico, biomecánico y técnicas adecuadas de manipulación**, asegurando la comodidad del usuario y evitando riesgos como caídas, contracturas o úlceras por presión.

> ⓘ **IMPORTANTE**
>
> La movilización inadecuada de un usuario puede causar lesiones tanto en el usuario como en el profesional. Por ello, es fundamental aplicar métodos ergonómicos y ayudas técnicas para reducir el esfuerzo y mejorar la seguridad.

3.1 PRINCIPIOS ANATOMOFISIOLÓGICOS DE SOSTÉN Y MOVIMIENTO DEL CUERPO HUMANO. PATOLOGÍA MÁS FRECUENTE. BIOMECÁNICA DE LAS ARTICULACIONES

Para realizar una movilización segura, es esencial comprender la **estructura del aparato locomotor**, que permite el movimiento del cuerpo a través de la interacción de huesos, músculos, articulaciones y sistema nervioso.

El cuerpo humano se sostiene y se mueve gracias a la interacción de tres componentes principales:

▼ **Sistema óseo:** formado por **206 huesos**, proporciona soporte, protección y puntos de anclaje para los músculos.

▼ **Sistema muscular:** constituido por más de **600 músculos**, permite el movimiento a través de contracciones voluntarias e involuntarias.

▼ **Sistema articular:** las **articulaciones** son los puntos de unión entre los huesos y permiten el movimiento con distintos grados de movilidad.

Ejemplo

La columna vertebral es la principal estructura de soporte del cuerpo. Está compuesta por vértebras que permiten la flexión, extensión y rotación del tronco. Sin embargo, un mal movimiento al movilizar a un usuario puede generar lesiones en la espalda del cuidador.

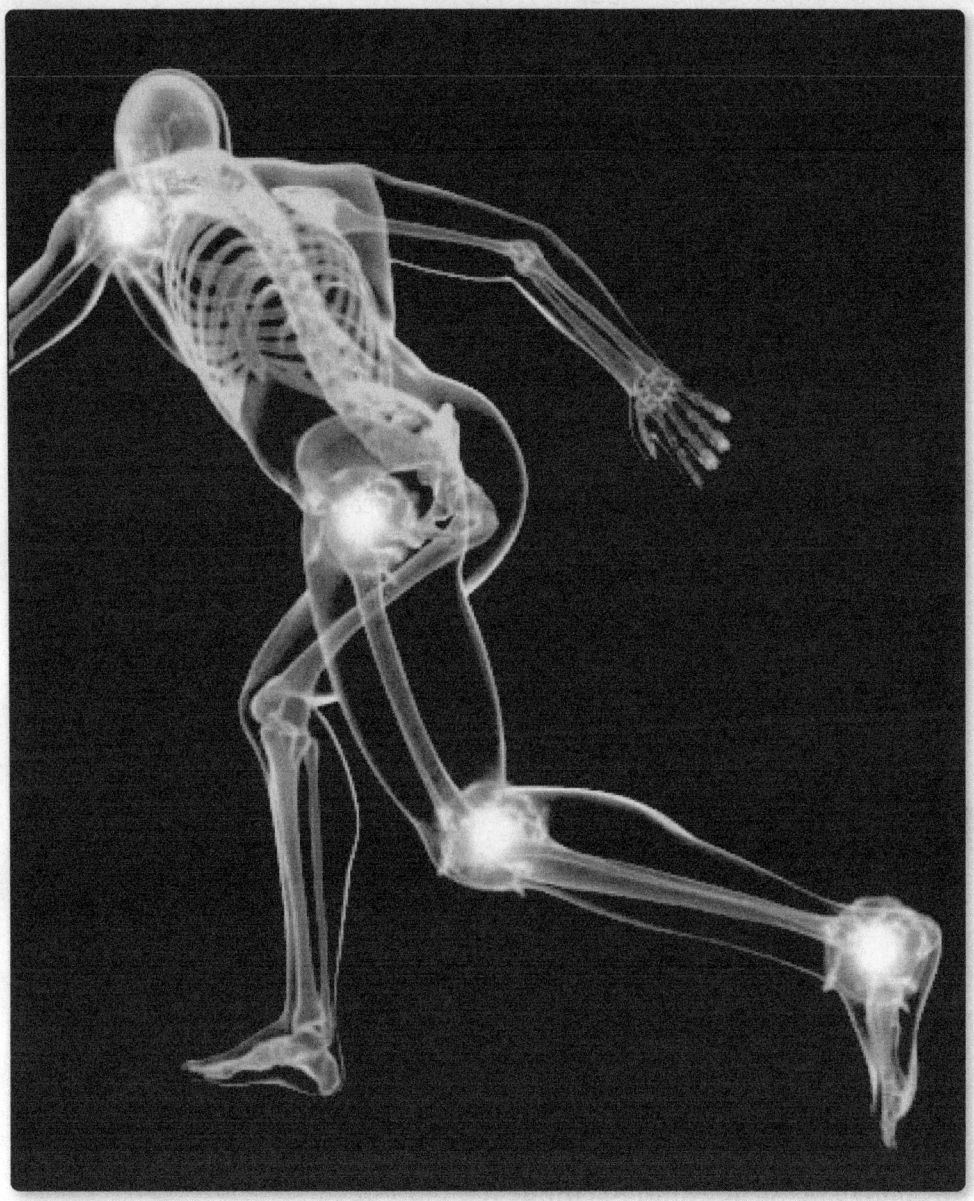

Las personas dependientes pueden presentar enfermedades que afectan la movilidad y la estabilidad, requiriendo técnicas específicas para su traslado y deambulación.

A continuación, se resumen las **principales patologías que afectan la movilidad:**

Categoría	Enfermedad	Descripción
Enfermedades osteoarticulares	Artrosis	Desgaste del cartílago articular que provoca rigidez y dolor.
	Osteoporosis	Fragilidad ósea que aumenta el riesgo de fracturas, especialmente en cadera y columna.
Enfermedades neuromusculares	Accidente cerebrovascular (ictus)	Puede causar parálisis parcial o total en un lado del cuerpo.
	Enfermedad de Parkinson	Provoca temblores, rigidez muscular y alteraciones en la marcha.
	Esclerosis múltiple	Afecta la coordinación y la fuerza muscular.
Patologías traumatológicas	Fracturas de cadera o fémur	Comunes en personas mayores y requieren rehabilitación prolongada.
	Hernia discal	Puede causar dolor lumbar intenso y limitación en la movilidad.

Ejemplo

Un usuario con Parkinson avanzado puede necesitar apoyo en la deambulación debido a la rigidez y los temblores, lo que implica el uso de ayudas técnicas como bastones o andadores.

Por su parte, en usuarios con osteoporosis, los movimientos bruscos pueden aumentar el riesgo de fracturas. Es fundamental realizar traslados suaves y con apoyo adecuado.

La **biomecánica** es la disciplina que estudia el movimiento del cuerpo humano y la forma en que los músculos, articulaciones y huesos interactúan en cada acción. Comprender su funcionamiento permite **realizar movilizaciones seguras y reducir el riesgo de lesiones**.

Entre los principales tipos de articulaciones según su movilidad se encuentran:

▼ **Articulaciones fijas (sinartrosis):** no tienen movilidad (ejemplo: cráneo).

▼ **Articulaciones semimóviles (anfiartrosis):** permiten movimientos limitados (ejemplo: columna vertebral).

▼ **Articulaciones móviles (diartrosis):** presentan gran movilidad (ejemplo: caderas, hombros, rodillas).

Los movimientos principales de las articulaciones móviles son:

▼ **Flexión y extensión:** doblado y estiramiento de una articulación (ejemplo: rodilla, codo).

▼ **Abducción y aducción:** movimiento de alejamiento y acercamiento al eje del cuerpo (ejemplo: cadera, hombros).

▼ **Rotación:** giro de una articulación sobre su eje (ejemplo: cuello, cadera).

Ejemplo

En usuarios con movilidad reducida, la realización de ejercicios pasivos (movilización asistida de articulaciones) evita la rigidez y mejora la circulación sanguínea.

Es importante tener en cuenta que los **movimientos forzados o bruscos pueden dañar ligamentos y tendones**, por lo que es fundamental realizar movilizaciones controladas y progresivas.

El uso adecuado de la biomecánica en la movilización y traslado de personas dependientes **minimiza el esfuerzo del profesional y protege al usuario** de posibles lesiones. A continuación, se exponen los **principios básicos de movilización segura:**

- ▼ **Mantener una postura correcta:** espalda recta, piernas flexionadas y peso distribuido.

- ▼ **Evitar giros bruscos de la columna vertebral.**

- ▼ **Usar la fuerza de las piernas en lugar de la espalda.**

- ▼ **Aprovechar el peso del usuario y su impulso natural para facilitar el movimiento.**

- ▼ **Utilizar ayudas técnicas** (grúas, cinturones de transferencia) cuando sea necesario.

Ejemplo

Al levantar a un usuario encamado para cambiar su postura, el profesional debe flexionar las rodillas y acercarse al usuario para evitar lesiones en la zona lumbar.

El uso de **técnicas de movilización adecuadas** también previene lesiones profesionales, como la **lumbalgia crónica** en los cuidadores.

Por todo ello, el conocimiento de la anatomofisiología del aparato locomotor, las patologías más frecuentes y la biomecánica de las articulaciones es clave para realizar movilizaciones y traslados de manera segura y eficiente.

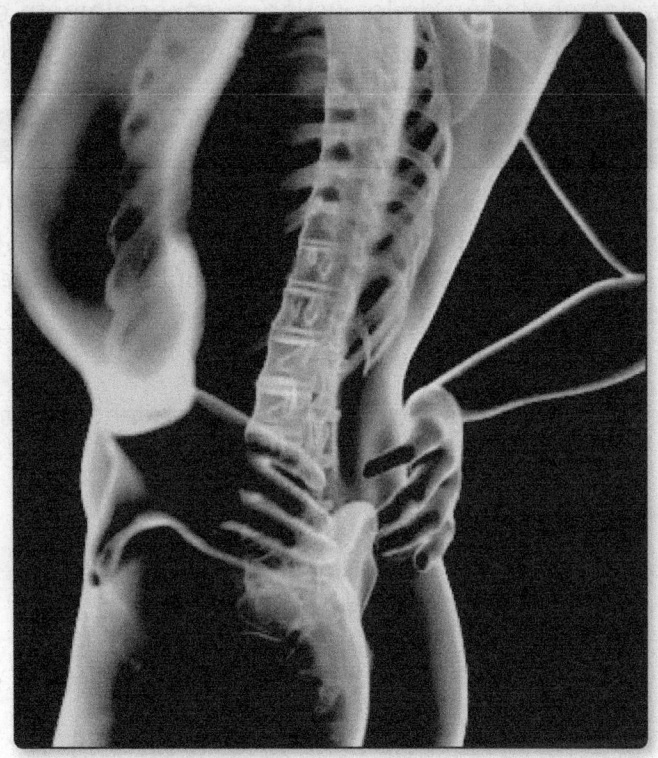

Aplicar estos principios permite:

- ▶ **Reducir el riesgo de caídas y lesiones en el usuario.**

- ▶ **Minimizar el esfuerzo físico del profesional.**

- ▶ **Garantizar la comodidad y seguridad durante el traslado.**

- ▶ **Fomentar la autonomía y movilidad del usuario en la medida de lo posible.**

3.2 PRINCIPIOS ANATOMOFISIOLÓGICOS DEL SISTEMA NERVIOSO

El **sistema nervioso** es el encargado de controlar y coordinar todas las funciones del cuerpo humano, incluyendo el movimiento, la sensibilidad y la respuesta a estímulos. En el ámbito sociosanitario, comprender su estructura y funcionamiento es fundamental para la movilización, el traslado y la deambulación de los usuarios, especialmente en aquellos con patologías neurológicas que afectan su movilidad y autonomía.

> **ⓘ NOTA**
>
> Muchas alteraciones del sistema nervioso pueden influir en la capacidad del usuario para moverse, mantener el equilibrio o responder a estímulos, por lo que la asistencia en la movilidad debe adaptarse a sus necesidades específicas.

El sistema nervioso se divide en **dos componentes principales**.

3.2.1 Sistema Nervioso Central (SNC)

Es el centro de procesamiento y control del organismo, encargado de recibir, interpretar y enviar señales. Está compuesto por:

1. **Encéfalo:** coordina todas las funciones del cuerpo y se divide en:

   - **Cerebro:** controla el pensamiento, el movimiento voluntario y la percepción sensorial.

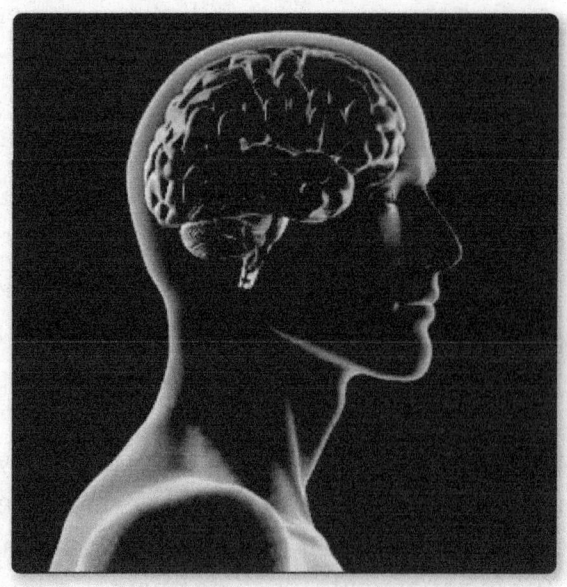

- **Cerebelo:** regula el equilibrio, la coordinación y la postura.

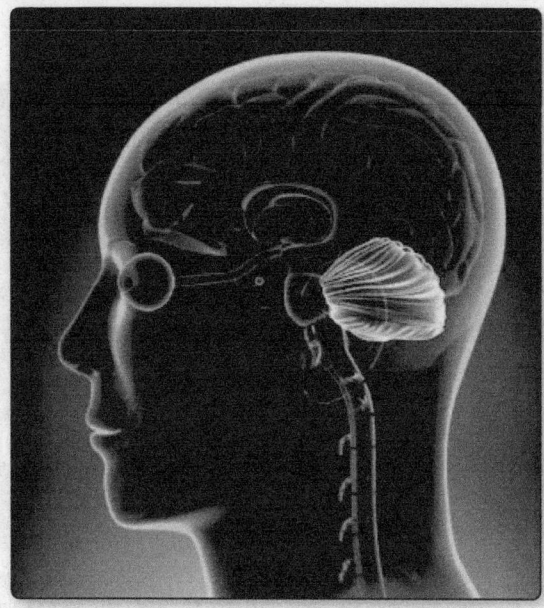

- **Tronco encefálico:** controla funciones vitales como la respiración y la frecuencia cardíaca.

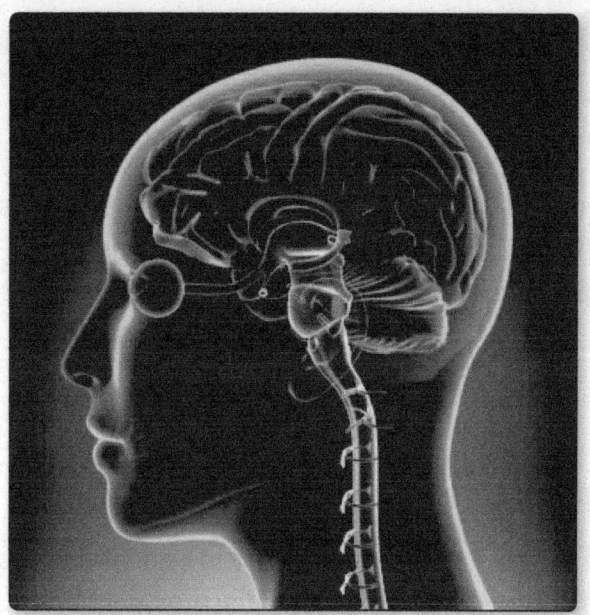

2. **Médula espinal:** conecta el cerebro con el resto del cuerpo, transmitiendo impulsos nerviosos y coordinando movimientos reflejos.

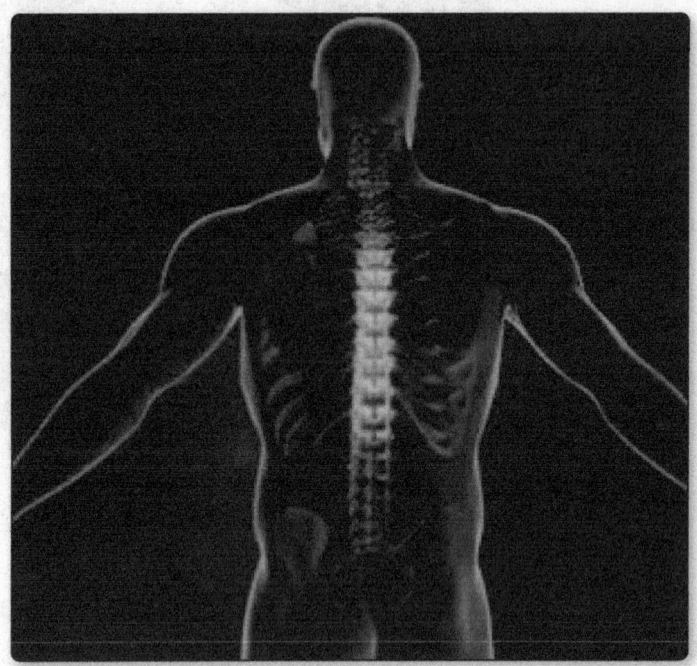

Ejemplo

Un usuario con un ictus que afecta el hemisferio derecho del cerebro puede presentar hemiplejia izquierda, lo que significa que necesitará asistencia para movilizar la parte afectada de su cuerpo.

3.2.2 Sistema Nervioso Periférico (SNP)

Este sistema está formado por los nervios que salen del **cerebro y la médula espinal** y llegan a los músculos, órganos y piel.

Se divide en:

1. **Sistema nervioso somático:** controla los movimientos voluntarios del cuerpo y la sensibilidad.

2. **Sistema nervioso autónomo:** regula funciones involuntarias, como la respiración, la digestión y la frecuencia cardíaca.

Ejemplo

En personas con lesiones medulares, la interrupción de las señales entre el sistema nervioso central y los músculos puede provocar parálisis parcial o total, dificultando su movilidad.

El **cerebelo y el sistema nervioso periférico** son esenciales en la coordinación del movimiento. Cuando estos se ven afectados, el usuario puede presentar alteraciones en la marcha y el equilibrio.

Por otro lado, el **movimiento del cuerpo** es el resultado de una interacción entre el cerebro, la médula espinal y los músculos.

Las fases del movimiento controladas por el sistema nervioso son esencialmente tres:

1. **Planificación:** el cerebro decide qué movimiento se va a realizar.

2. **Ejecución:** se envían impulsos eléctricos a los músculos para iniciar la acción.

3. **Corrección:** el cerebelo ajusta la postura y la coordinación para que el movimiento sea fluido.

Si alguna de estas fases se ve afectada por una **lesión neurológica**, la movilidad del usuario puede deteriorarse.

Ejemplo

Un usuario con enfermedad de Parkinson puede presentar dificultades para iniciar el movimiento y rigidez muscular, necesitando asistencia para la deambulación.

La movilización de usuarios con afectación neurológica debe realizarse **con suavidad y paciencia**, permitiendo que el usuario **tome su tiempo para responder a los estímulos**.

Muchas enfermedades del sistema nervioso pueden provocar **pérdida de fuerza, coordinación o equilibrio**, afectando la capacidad del usuario para moverse de forma independiente. En este sentido, las patologías neurológicas más frecuentes en el ámbito sociosanitario son las siguientes:

- **Accidente cerebrovascular (ictus):** puede causar **parálisis en un lado del cuerpo** (hemiplejia) y problemas de equilibrio.

- **Enfermedad de Parkinson:** provoca **rigidez muscular, temblores y dificultad para iniciar la marcha**.

- **Esclerosis múltiple:** afecta la conducción nerviosa, generando **debilidad muscular y problemas de coordinación**.

- **Lesiones medulares:** pueden provocar **paraplejia (parálisis de piernas) o tetraplejia (parálisis de brazos y piernas)**.

- **Neuropatías periféricas:** como la neuropatía diabética, que disminuye la sensibilidad y aumenta el riesgo de caídas.

Ejemplo

Un usuario con ictus en el hemisferio izquierdo puede presentar hemiplejia derecha y dificultad para hablar, por lo que necesitará apoyo en el traslado y la comunicación.

Es importante tener en cuenta que, en personas con **daño neurológico**, de debe **estimular la movilidad pasiva y activa** para prevenir la rigidez muscular y mejorar la circulación sanguínea.

Por otra parte, el sistema nervioso desempeña un papel fundamental en la capacidad de caminar y mantener el equilibrio. Los factores que influyen en la deambulación son:

- ▸ **Coordinación del cerebelo:** asegura que los movimientos sean fluidos y precisos.

- ▸ **Control postural:** se ajusta constantemente para evitar caídas.

- ▸ **Percepción sensorial:** la vista, el oído y el sentido del equilibrio ayudan a mantener una marcha estable.

Ejemplo

Un usuario con esclerosis múltiple puede tener dificultad para levantar los pies al caminar, aumentando el riesgo de tropiezos y caídas.

El uso de **ayudas técnicas como bastones, andadores o sillas de ruedas** puede facilitar la movilidad en personas con alteraciones neurológicas.

Por último, se deben considerar una serie de recomendaciones para la movilización segura de usuarios con alteraciones neurológicas:

- ▸ **Fomentar la independencia:** permitir que el usuario participe en su movilidad en la medida de lo posible.

- ▸ **Usar órdenes sencillas y claras:** las personas con daño neurológico pueden necesitar **más tiempo para procesar las instrucciones**.

- ▸ **Asegurar una postura estable:** evitar movimientos bruscos y permitir que el usuario **ajuste su equilibrio** antes de desplazarse.

- ▸ **Adaptar la velocidad de la marcha:** no apresurar al usuario, ya que muchas alteraciones neurológicas provocan **dificultades para coordinar los movimientos**.

- ▸ **Emplear ayudas técnicas si es necesario:** andadores, sillas de ruedas o cinturones de transferencia pueden mejorar la seguridad.

Ejemplo

Un usuario con Parkinson puede necesitar ayuda para iniciar el paso, por lo que es recomendable animarle a balancearse ligeramente antes de caminar.

Es importante recordar que, en usuarios con **deterioro cognitivo**, la movilización debe hacerse con **paciencia y refuerzo positivo**, evitando situaciones que generen ansiedad o confusión.

> ### ⓘ RECUERDA
>
> El sistema nervioso es el centro de control de la movilidad y el equilibrio, por lo que cualquier alteración en su funcionamiento puede afectar la capacidad del usuario para moverse con normalidad. Comprender la anatomofisiología del sistema nervioso permite adaptar la asistencia en la movilización según las necesidades de cada usuario.

3.3 POSICIONES ANATÓMICAS

Las **posiciones anatómicas** son las diferentes posturas en las que puede encontrarse el cuerpo humano y que se emplean en el ámbito sociosanitario para facilitar la movilización, la asistencia en los cuidados y la comodidad del usuario. Estas posiciones son fundamentales para realizar **procedimientos médicos, cambios posturales y traslados seguros**, evitando complicaciones como úlceras por presión o contracturas musculares.

> ### ⓘ NOTA
>
> La correcta colocación del usuario en la posición adecuada facilita su bienestar, mejora la circulación sanguínea y previene problemas asociados a la inmovilidad prolongada.

A continuación, se expone una tabla con las principales posiciones anatómicas en el ámbito sociosanitario:

Posición anatómica	Descripción	Uso	Precauciones
Posición anatómica estándar	El cuerpo está erguido, con los brazos a los lados y las palmas hacia adelante.	Referencia para describir otras posiciones.	Ninguna específica.
Decúbito supino (boca arriba)	El usuario está tumbado sobre su espalda, con la cabeza alineada y los brazos a los lados.	Cirugías, descanso prolongado, exploraciones médicas.	Realizar cambios posturales frecuentes para evitar úlceras por presión.
Decúbito prono (boca abajo)	El usuario está tumbado sobre el abdomen, con la cabeza girada hacia un lado.	Terapias respiratorias, drenaje postural.	Evitar en usuarios con problemas respiratorios o lesiones en la columna vertebral.
Decúbito lateral (de lado)	El usuario se apoya sobre uno de sus costados, con la pierna superior flexionada para mayor estabilidad.	Cambios posturales en personas encamadas, descanso.	Alternar los lados para evitar presión excesiva en una zona del cuerpo.
Fowler (semiincorporado)	El usuario está reclinado con el respaldo de la cama entre 30° y 90°.	Facilita la respiración en personas con insuficiencia respiratoria, alimentación en usuarios encamados.	Controlar la posición de la cabeza y cuello para evitar lesiones cervicales.

Posición anatómica	Descripción	Uso	Precauciones
Trendelenburg	El usuario está en decúbito supino con los pies elevados por encima de la cabeza.	Situaciones de shock, cirugía abdominal.	Contraindicado en personas con problemas cardíacos o hipertensión.
Genupectoral (rodillas-pecho)	El usuario se apoya sobre las rodillas y el pecho, con la cabeza inclinada hacia un lado.	Exploraciones ginecológicas, rectales y tratamientos específicos.	Puede ser incómoda y generar fatiga.

Ejemplo

Un usuario con insuficiencia respiratoria puede beneficiarse de la posición Fowler para facilitar la expansión pulmonar y mejorar su respiración.

3.4 PRINCIPIOS DE MECÁNICA CORPORAL

La **mecánica corporal** es el conjunto de principios que regulan la forma correcta de mover, levantar y transportar objetos o personas sin causar daño a los músculos, articulaciones o columna vertebral. Su correcta aplicación es fundamental en el ámbito sociosanitario para **prevenir lesiones tanto en los usuarios como en los profesionales que los asisten**.

> **ⓘ NOTA**
>
> La aplicación de técnicas de mecánica corporal reduce el riesgo de lesiones musculoesqueléticas, especialmente en la zona lumbar, que es una de las más afectadas en el personal sociosanitario.

Los principios básicos de la mecánica corporal son los siguientes:

1. **Mantener una postura correcta:**

   - Mantener la espalda recta y las rodillas ligeramente flexionadas al levantar peso.

   - Evitar doblar la columna al inclinarse.

2. **Distribuir el peso correctamente:**

   - Usar la fuerza de las piernas en lugar de la espalda para levantar objetos o personas.

   - Mantener los pies separados a la altura de los hombros para mayor estabilidad.

3. **Aprovechar la fuerza del cuerpo:**

   - Usar movimientos suaves y coordinados en lugar de movimientos bruscos.

   - Mantener los objetos cerca del cuerpo para reducir la carga sobre la espalda.

4. **Evitar giros bruscos del tronco:**

   - Girar todo el cuerpo en bloque en lugar de torcer la columna.

5. **Utilizar ayudas técnicas:**

   - Emplear grúas, cinturones de transferencia, sillas de ruedas o tablas deslizantes cuando sea necesario.

Ejemplo

Para movilizar a un usuario encamado, el profesional debe flexionar las rodillas, acercarse al usuario y usar el peso del cuerpo para facilitar el movimiento sin esfuerzo excesivo.

A continuación, se distinguen algunas técnicas seguras para levantar y trasladar usuarios:

a) **Levantamiento desde la cama:**

- Acercarse al usuario y flexionar las rodillas.

- Colocar un brazo detrás de su espalda y otro bajo sus rodillas.

- Levantar usando la fuerza de las piernas y no de la espalda.

b) **Ayuda para la deambulación:**

- Colocarse al lado del usuario y ofrecerle un punto de apoyo.

- Animarle a usar un andador o bastón si es necesario.

- Evitar empujarlo bruscamente o tirar de sus brazos.

c) **Movilización en silla de ruedas:**

- Asegurar que la silla tenga los frenos activados.

- Facilitar la transferencia usando un cinturón de sujeción si es necesario.

- Colocar la silla en ángulo para que el usuario pueda girar con menos esfuerzo.

Ejemplo

Si un usuario necesita levantarse de la cama, el profesional debe ayudarle a girar hacia un lado, colocar sus pies en el suelo y luego ayudarle a incorporarse lentamente.

Hay que **evitar levantar o trasladar a un usuario sin ayuda** si el peso o la condición física del profesional no lo permite. Es mejor solicitar apoyo o usar dispositivos de asistencia.

3.5 TÉCNICAS DE MOVILIZACIÓN, TRASLADO Y DEAMBULACIÓN

El traslado, la movilización y la deambulación de personas dependientes son tareas fundamentales en el ámbito sociosanitario, ya que permiten mejorar la autonomía del usuario, prevenir complicaciones derivadas de la inmovilidad y garantizar su seguridad.

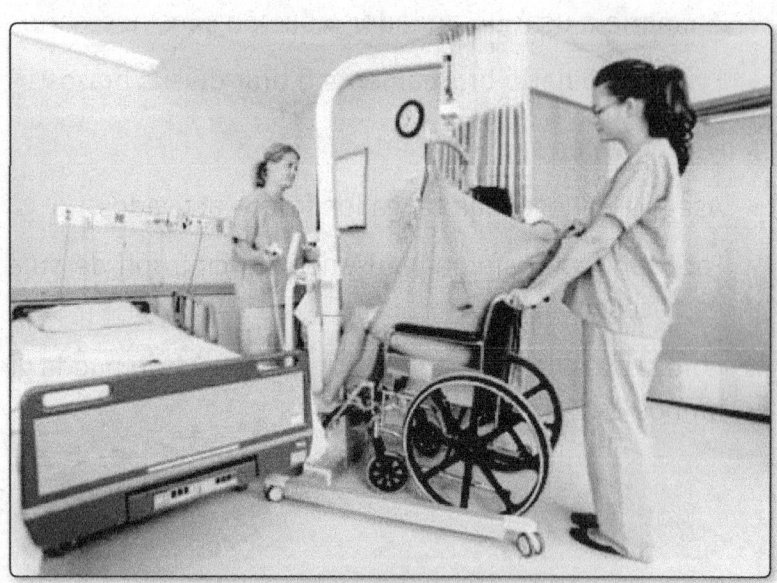

La correcta aplicación de estas técnicas requiere **conocimiento anatómico, coordinación y uso adecuado de ayudas técnicas**, minimizando el esfuerzo del cuidador y reduciendo el riesgo de lesiones tanto en el usuario como en el profesional.

3.5.1 Preparación para el traslado

Antes de realizar cualquier traslado, es fundamental asegurarse de que **tanto el usuario como el profesional están preparados** para la maniobra. Los pasos previos al traslado deben ser:

1. **Evaluar la condición del usuario:** nivel de dependencia, fuerza, equilibrio y capacidad de cooperación.

2. **Explicar el procedimiento:** informar al usuario sobre la maniobra para reducir su ansiedad y fomentar su participación.

3. **Comprobar el entorno:** asegurar que no haya obstáculos, superficies resbaladizas o muebles en el camino.

4. **Usar la mecánica corporal adecuada:** mantener la espalda recta, flexionar las rodillas y utilizar la fuerza de las piernas.

5. **Preparar ayudas técnicas si son necesarias:** bastones, andadores, grúas o sillas de ruedas.

Ejemplo

Antes de trasladar a un usuario desde la cama a una silla de ruedas, es importante colocar la silla en ángulo, activar los frenos y asegurarse de que el usuario tenga un buen apoyo en los pies.

3.5.2 Movilización de personas dependientes

La movilización es necesaria en usuarios con movilidad reducida para **evitar rigidez muscular, mejorar la circulación y prevenir úlceras por presión**. A continuación, se exponen las técnicas básicas de movilización:

a) **Movilización en cama:**

- **Giro lateral asistido:** para cambiar de postura a usuarios encamados y prevenir úlceras.

- **Incorporación a posición sentada:** para preparar al usuario antes del traslado a una silla.

a) **Transferencias:**

- **De la cama a la** silla: ayudar al usuario a girarse, colocar los pies en el suelo y levantarse con apoyo.

- De la silla al inodoro: movilización con o sin ayuda técnica para facilitar la higiene personal.

a) **Uso de grúas y cinturones de transferencia:**

- **Grúas eléctricas o** manuales: para usuarios con dependencia total.

- Cinturones de sujeción: para facilitar la estabilidad durante la movilización.

- Sábanas desliza**ntes o de transferencia:** se utilizan para facilitar el movimiento lateral de un usuario encamado, ayudando a girarlo, reposicionarlo o trasladarlo de una camilla a otra con menor esfuerzo físico.

Ejemplo

Un usuario con parálisis parcial en un lado del cuerpo necesita movilizarse con apoyo lateral, ayudándole a desplazar su peso hacia el lado sano antes de la transferencia.

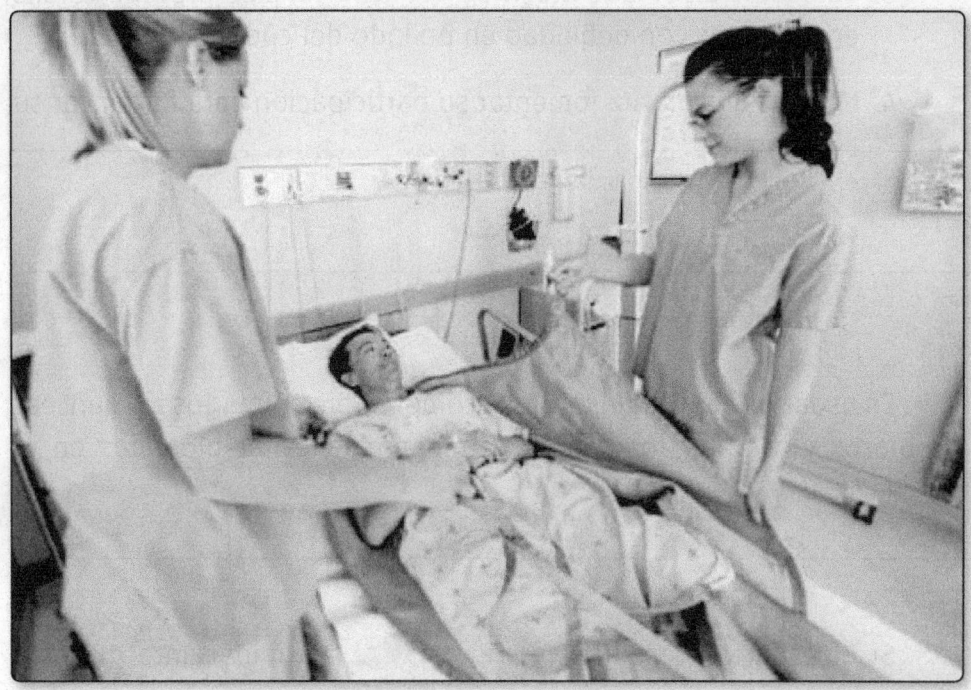

La movilización debe realizarse **de forma progresiva y controlada**, evitando movimientos bruscos que puedan generar inseguridad en el usuario.

3.5.3 Acompañamiento en la deambulación

El apoyo en la deambulación es esencial para fomentar la independencia de los usuarios con **movilidad reducida o inestabilidad**. Las pautas para un acompañamiento seguro son las siguientes:

1. **Asegurar un punto de apoyo adecuado:** uso de pasamanos, andadores o bastones.

2. **Caminar al ritmo del usuario:** sin apresurar el paso ni tirar de su cuerpo.

3. **Colocarse en el lado afectado del usuario:** para prevenir caídas en personas con debilidad en un lado del cuerpo.

4. **Motivar al usuario:** fomentar su participación para fortalecer su autonomía.

Ejemplo

En usuarios con Parkinson, es recomendable animarlos a balancear los brazos y levantar los pies al caminar para evitar bloqueos en la marcha.

Si el usuario presenta **mareos o fatiga**, es importante **permitir pausas** y asegurarse de que tiene un sitio donde sentarse si es necesario.

3.5.4 Prevención de caídas y accidentes del usuario

Las caídas son una de las principales causas de lesiones en personas dependientes. La **identificación de riesgos y la aplicación de medidas preventivas** son esenciales para garantizar la seguridad del usuario.

Los principales factores de riesgo de caídas son:

a) **Factores físicos:** debilidad muscular, alteraciones en el equilibrio, problemas de visión.

b) **Factores ambientales:** suelos resbaladizos, iluminación insuficiente, alfombras sueltas.

c) **Uso inadecuado de ayudas técnicas:** andadores o bastones mal ajustados.

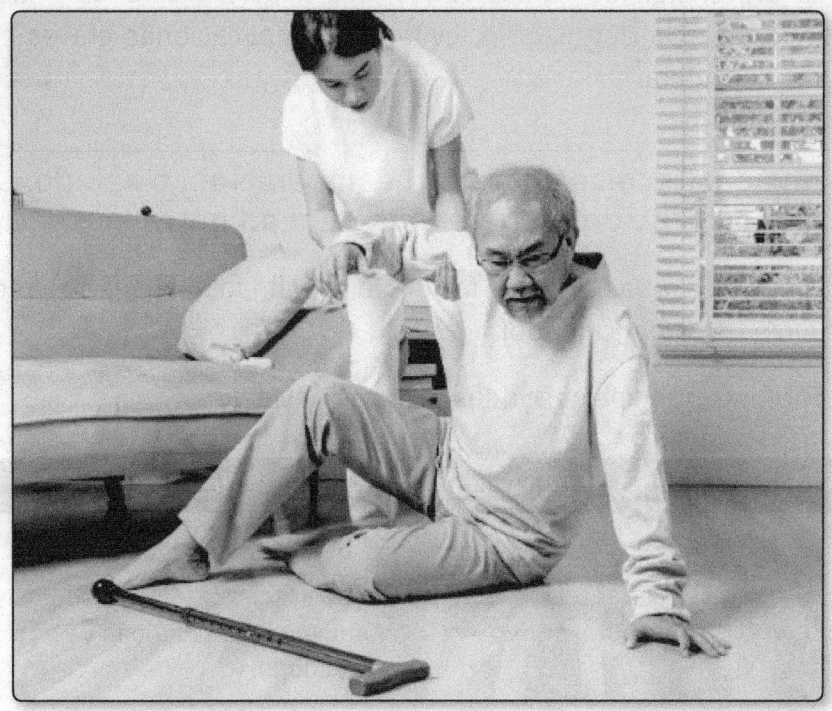

Algunas medidas para prevenir caídas son las siguientes:

- ▼ **Mantener los espacios despejados y bien iluminados.**

- ▼ **Usar calzado adecuado y evitar suelas resbaladizas.**

- ▼ **Colocar pasamanos en pasillos, baños y escaleras.**

- ▼ **Supervisar al usuario durante los traslados y la deambulación.**

Ejemplo

Un usuario con osteoporosis tiene alto riesgo de fracturas si sufre una caída. Es fundamental asegurar que su entorno esté libre de obstáculos y utilizar ayudas técnicas adecuadas.

La prevención de caídas **reduce las hospitalizaciones y mejora la calidad de vida del usuario**, evitando complicaciones graves como fracturas de cadera.

3.5.5 Ayudas técnicas para la deambulación, traslado y movilización en personas dependientes

El uso de **ayudas técnicas** facilita la movilidad del usuario y reduce el esfuerzo físico del cuidador.

Entre las principales ayudas técnicas destacan:

Categoría	Ayuda técnica	Descripción
Para la deambulación	Bastones	Brindan apoyo en personas con leve inestabilidad.
	Andadores	Aumentan la seguridad y el equilibrio.
	Muletas	Permiten descargar peso de una pierna en personas con lesiones o cirugías.
Para el traslado y movilización	Grúas de transferencia	Permiten trasladar a usuarios con dependencia total.
	Cinturones de sujeción	Ayudan a estabilizar al usuario durante el traslado.
	Tablas de deslizamiento	Facilitan la transferencia de la cama a la silla sin esfuerzo.
	Sillas de ruedas	Esenciales en usuarios con movilidad reducida permanente.

Ejemplo

Un usuario con debilidad muscular en las piernas puede beneficiarse de un andador con ruedas y asiento, que le permite descansar cuando lo necesite.

Es importante recordar que el uso de **ayudas técnicas debe adaptarse a las necesidades del usuario**, asegurando que sean cómodas y seguras para su nivel de movilidad.

Por lo tanto, aplicar técnicas adecuadas de movilización, traslado y deambulación implican una serie de beneficios fundamentales:

▼ **Reduce el riesgo de lesiones en el usuario y en el cuidador.**

▼ **Favorece la independencia del usuario en la medida de sus posibilidades.**

▼ **Previene caídas y complicaciones asociadas a la inmovilidad.**

▼ **Mejora la eficiencia en los traslados y la seguridad en la asistencia.**

Actividad

Elaborar un protocolo de actuación para la movilización y traslado de usuarios en diferentes niveles de dependencia, contemplando la planificación, ejecución y evaluación del proceso. Se deberá clasificar la asistencia en independiente, asistida o dependiente, adaptando las técnicas y medidas de seguridad a las necesidades de cada usuario y al contexto sociosanitario en el que se realice la intervención.

3.6 PREVENCIÓN DE RIESGOS LABORALES EN LAS TAREAS DE DEAMBULACIÓN, TRASLADO Y MOVILIZACIÓN

El traslado, la movilización y la deambulación de personas dependientes son actividades que conllevan **riesgos laborales** tanto para los profesionales sociosanitarios como para los propios usuarios. La aplicación de **medidas preventivas y técnicas seguras** es esencial para minimizar lesiones musculoesqueléticas, caídas y otros accidentes que puedan comprometer la seguridad y el bienestar de ambas partes.

> ### ⓘ NOTA
>
> Un gran porcentaje de las bajas laborales en el sector sociosanitario está relacionado con lesiones en la espalda y en las articulaciones derivadas de una movilización inadecuada.

A continuación, se definen los principales riesgos laborales en la movilización, traslado y deambulación:

3.6.1 Riesgos ergonómicos

Son los más comunes y derivan de **movimientos repetitivos, posturas inadecuadas y esfuerzos físicos excesivos**.

Algunos ejemplos de riesgos ergonómicos son los siguientes:

- Levantar y trasladar usuarios sin ayuda técnica.
- Mantener posturas forzadas durante largos períodos.
- Realizar giros bruscos de la columna vertebral.
- Uso inadecuado de la mecánica corporal.

Ejemplos de acciones de prevención pueden ser:

▸ Aplicar **técnicas seguras de movilización** y mecánica corporal.

▸ Usar **ayudas técnicas** para reducir el esfuerzo físico.

▸ Flexionar las rodillas y utilizar la fuerza de las piernas, no de la espalda.

▸ Alternar posturas y realizar pausas activas para evitar sobrecarga muscular.

Ejemplo

Un profesional que traslada a un usuario sin flexionar las rodillas y sin acercarlo a su cuerpo puede sufrir una lesión lumbar por una mala distribución del peso.

3.6.2 Riesgos de caídas y accidentes

Las caídas representan un **peligro tanto para el usuario como para el profesional**, pudiendo generar lesiones graves.

¿Qué suele implicar riesgos de caídas?

▸ Suelos resbaladizos o con obstáculos.

▸ Falta de puntos de apoyo adecuados.

▸ Uso inadecuado de sillas de ruedas o andadores.

▸ Movilización brusca del usuario.

Para evitarlos, se pueden considerar aspectos como:

▶ Mantener **espacios despejados y bien iluminados**.

▶ Usar **calzado antideslizante** para el usuario y el profesional.

▶ Asegurar que los **dispositivos de ayuda (andadores, sillas de ruedas) estén en buen estado**.

▶ Explicar el movimiento al usuario y asegurarse de que coopera antes de la movilización.

Ejemplo

Un usuario con movilidad reducida que camina sin supervisión en un suelo mojado puede caerse y sufrir una fractura de cadera.

Es importante recordar que **es mejor prevenir una caída que atender sus consecuencias**. Adaptar el entorno y usar medidas de seguridad reduce estos riesgos significativamente.

3.6.3 Riesgos biomecánicos y musculoesqueléticos

Movilizar y trasladar usuarios implica **cargas de peso** que pueden generar lesiones en músculos, articulaciones y columna vertebral.

Algunos ejemplos de riesgos biomecánicos son los siguientes:

▶ Cargar con usuarios sin usar ayudas técnicas.

▶ Movimientos repetitivos que generan fatiga muscular.

▶ Posturas incorrectas en tareas de larga duración.

¿Cómo prevenirlos?

- **Distribuir correctamente el peso** del usuario al trasladarlo.

- **Evitar torsiones bruscas** de la espalda y girar todo el cuerpo en bloque.

- **No levantar más peso del recomendado**, usar grúas o cinturones de transferencia si es necesario.

- **Realizar estiramientos y ejercicios para fortalecer la musculatura lumbar y dorsal**.

Ejemplo

Un profesional que traslada a un usuario de la cama a la silla sin flexionar las rodillas ni acercarlo a su cuerpo puede sufrir una contractura lumbar.

Se debe considerar la importancia de un buen entrenamiento en **mecánica corporal y ergonomía,** ya que es clave para prevenir lesiones laborales.

3.6.4 Riesgos psicosociales

El estrés, la sobrecarga de trabajo y el trato con usuarios con movilidad reducida pueden generar **fatiga mental y emocional**.

Algunos ejemplos de riesgos psicosociales son los siguientes:

- Estrés por la carga de trabajo y la presión de los tiempos.

- Ansiedad en la movilización de usuarios con discapacidad severa.

- Fatiga por turnos largos y falta de pausas.

- Conflictos con usuarios que no colaboran en su movilización.

Algunas acciones de prevención son:

- ▸ Planificar pausas y alternar tareas para reducir la fatiga.
- ▸ Recibir **formación en manejo del estrés y comunicación efectiva**.
- ▸ Fomentar un ambiente laboral con apoyo entre compañeros.
- ▸ Aplicar técnicas de **relajación y autocuidado**.

Ejemplo

Un profesional que moviliza a varios usuarios sin descansos puede experimentar agotamiento físico y emocional, aumentando el riesgo de errores y lesiones.

Es fundamental recordar que la salud mental del personal sociosanitario **es tan importante como su salud física**. Mantener un buen ambiente de trabajo y apoyo emocional reduce los riesgos psicosociales.

ⓘ RECUERDA

Podemos resumir las medidas generales de prevención en la movilización, traslado y deambulación en las siguientes:

1. Aplicar la mecánica corporal correcta en todas las tareas de movilización.
2. Usar equipos de ayuda como grúas, sillas de ruedas y cinturones de transferencia.
3. Realizar pausas activas y ejercicios de estiramiento para evitar sobrecargas musculares.
4. Capacitación continua en prevención de riesgos y técnicas de movilización.
5. Evaluar siempre el entorno y las condiciones del usuario antes de iniciar un traslado.

Caso clínico

Movilización de un usuario con hemiparesia tras un ictus

María, de 80 años, ha sufrido un ictus isquémico que le ha provocado hemiparesia izquierda. Su movilidad está reducida y requiere ayuda para trasladarse de la cama a la silla de ruedas. Su musculatura se encuentra débil y tiene riesgo de caídas.

¿Cuál es la intervención en este caso?

1. Se evalúa su grado de autonomía mediante la Escala de Barthel.

2. Se le aplica una técnica de movilización con grúa para evitar sobrecarga del cuidador y garantizar la seguridad de la usuaria.

3. Se utilizan ayudas técnicas como cinturón de marcha y férula ortopédica para favorecer su recuperación.

4. Se le anima a participar en ejercicios de rehabilitación con el fisioterapeuta.

5. Se refuerza la educación postural para prevenir caídas y mejorar su independencia.

El uso de técnicas adecuadas de movilización reduce el riesgo de lesiones en el usuario y en los cuidadores, y también favorece la recuperación funcional, promoviendo una mayor autonomía en personas con movilidad reducida.

4

Prestación de primeros auxilios en situaciones de urgencia en instituciones

En el ámbito sociosanitario, la **prestación de primeros auxilios** es fundamental para actuar con rapidez y eficacia en situaciones de emergencia que pueden comprometer la vida o la salud de los usuarios. Los primeros auxilios no sustituyen la atención médica profesional, pero **pueden marcar la diferencia entre la recuperación y una complicación grave**.

El personal sociosanitario debe estar preparado para **identificar situaciones de riesgo, aplicar medidas inmediatas y solicitar asistencia profesional** cuando sea necesario.

ⓘ NOTA

La correcta actuación en una emergencia puede reducir el impacto de una lesión o enfermedad y prevenir complicaciones mayores.

4.1 RECONOCIMIENTO DE LAS SITUACIONES DE RIESGO: PROTOCOLOS Y NORMAS SOBRE CUÁNDO INTERVENIR. AVISOS A LAS PROFESIONALES RESPONSABLES

Las emergencias pueden presentarse de forma **repentina o progresiva**, y es fundamental reconocerlas a tiempo para **evitar que se agraven**.

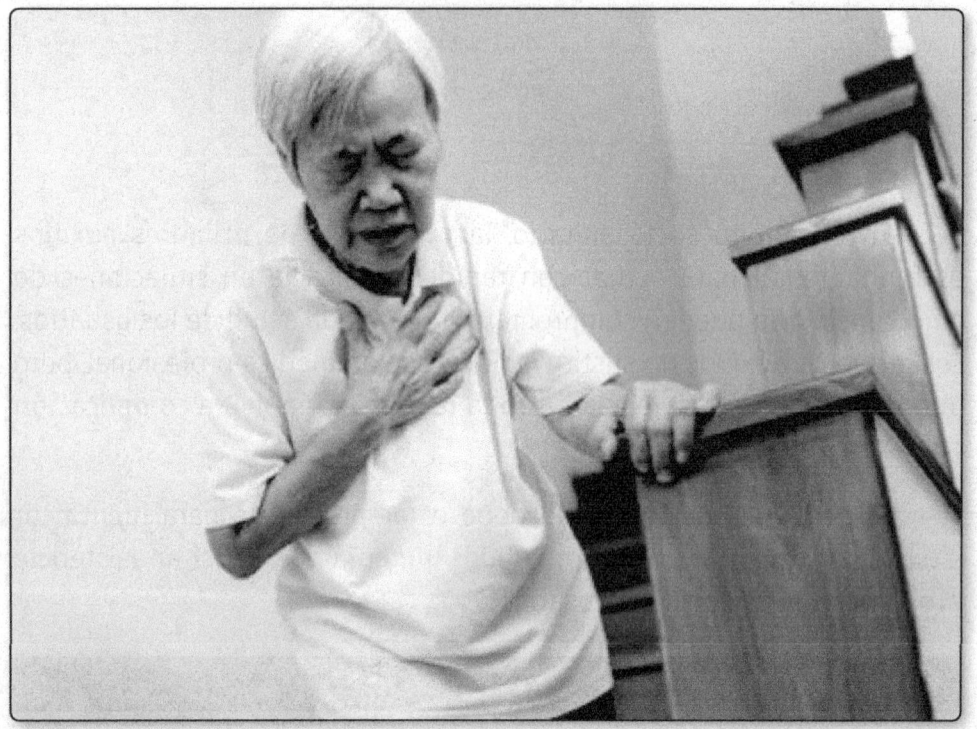

¿Cuáles son los signos de una situación de emergencia?

- ▼ Pérdida de conciencia o desmayo.
- ▼ Dificultad respiratoria o ausencia de respiración.
- ▼ Dolor torácico intenso o síntomas de infarto.
- ▼ Hemorragias abundantes.
- ▼ Convulsiones o crisis epilépticas.

▸ **Atragantamiento con obstrucción de las vías respiratorias.**

▸ **Quemaduras graves.**

▸ **Caídas con fracturas o traumatismos craneoencefálicos.**

▸ **Reacciones alérgicas severas (anafilaxia).**

Ejemplo

Si un usuario presenta dolor opresivo en el pecho, sudor frío y dificultad para respirar, podría estar sufriendo un infarto de miocardio, por lo que se debe actuar de inmediato y solicitar ayuda médica urgente.

Ante cualquier duda, siempre es mejor actuar y avisar a un profesional sanitario que ignorar una posible emergencia.

Por su parte, los protocolos de emergencia garantizan que la actuación sea **rápida, organizada y eficaz.**

A continuación, se exponen los **pasos básicos en la actuación de primeros auxilios:**

1. **Valorar la seguridad del entorno:**

   - Antes de intervenir, asegurarse de que **no hay peligros** (electricidad, fuego, sustancias tóxicas).

   - Evitar ponerse en riesgo al ayudar al usuario.

2. **Evaluar el estado del usuario:**

   - Comprobar si **está consciente, respira y tiene pulso**.

   - Identificar signos de sangrado, fracturas o problemas respiratorios.

3. **Activar los servicios de emergencia (112 o número institucional interno):**

   - Informar con **precisión** sobre lo ocurrido:
     - Ubicación exacta.
     - Estado del usuario.
     - Acciones realizadas.

4. **Aplicar las medidas de primeros auxilios adecuadas:**

   - **Soporte vital básico (RCP)** si no hay respiración ni pulso.
   - **Presión sobre heridas** para controlar hemorragias.
   - **Colocación en posición lateral de seguridad** si el usuario está inconsciente, pero respira.
   - **Manejo de crisis epilépticas** sin restringir los movimientos del usuario.
   - **Desobstrucción de las vías respiratorias** en caso de atragantamiento.

5. **Acompañar al usuario hasta la llegada del equipo médico:**

   - Mantener la calma y brindar apoyo emocional.
   - **Registrar lo sucedido** y transmitirlo a los sanitarios para facilitar la atención posterior.

Ejemplo

Si un usuario sufre una caída con fractura visible, es muy importante no moverlo bruscamente, inmovilizar la zona afectada y esperar la asistencia médica para evitar complicaciones.

Es fundamental recordar que seguir un protocolo estructurado **reduce el margen de error y mejora las probabilidades de recuperación del usuario**.

Nota

Las crisis epilépticas pueden presentarse de diversas formas, desde episodios de ausencia hasta convulsiones generalizadas. Una actuación adecuada es clave para garantizar la seguridad del usuario y minimizar riesgos.

Qué hacer durante la crisis

1. Mantener la calma y asegurar un entorno seguro, alejando objetos con los que la persona pueda golpearse.

2. Colocar a la persona de lado (posición lateral de seguridad) para facilitar la respiración y evitar la aspiración de saliva o vómito.

3. Proteger la cabeza con algo blando (un cojín o prenda doblada) para evitar golpes contra el suelo.

4. Observar la duración de la crisis y signos de alarma. Si la convulsión dura más de 5 minutos, ocurre una segunda crisis sin recuperación, o hay dificultad para respirar, llamar de inmediato a los servicios de emergencia (112).

5. Permanecer junto a la persona hasta que recupere la consciencia, explicándole lo sucedido de manera tranquila y sin agobiarla.

Por otro lado, en un entorno institucional, la coordinación con el equipo sanitario es esencial para una **atención rápida y eficaz**.

El **procedimiento para la comunicación interna** debe regirse por:

1. **Identificar la urgencia**: diferenciar entre situaciones leves y graves.

2. **Notificar al personal responsable** de inmediato (enfermería, médico de guardia o supervisor).

3. **Registrar el incidente** en el informe del usuario (hora, síntomas, acciones realizadas).

4. **Informar a los familiares** si la institución lo requiere.

ⓘ IMPORTANTE

En todas las instituciones debe existir un plan de emergencias y evacuación, que el personal debe conocer y seguir en caso de necesidad.

Estar capacitado o capacitada en primeros auxilios es fundamental porque implica:

▸ **Reducción de complicaciones** en situaciones de emergencia.
▸ **Mayor seguridad para usuarios y profesionales.**
▸ **Mejora en la coordinación institucional en caso de incidentes.**
▸ **Aumento de la confianza del personal en la atención de urgencias.**

ⓘ RECUERDA

La correcta identificación de situaciones de riesgo, la aplicación de protocolos de emergencia y la comunicación eficiente con los profesionales sanitarios son esenciales para garantizar una respuesta rápida y efectiva en cualquier situación de urgencia dentro de las instituciones sociosanitarias.

4.2 TÉCNICAS DE ACTUACIÓN URGENTE EN CASO DE

Las emergencias en el ámbito sociosanitario requieren una **actuación inmediata y organizada** para evitar complicaciones y garantizar la seguridad del usuario.

En todos los casos, es fundamental **mantener la calma, evaluar la situación y activar los servicios de emergencia** si es necesario.

4.2.1 Intoxicaciones

La **intoxicación** ocurre cuando una persona ingiere, inhala o entra en contacto con una sustancia tóxica que afecta su organismo. Puede deberse a medicamentos, productos químicos, alimentos en mal estado o gases tóxicos.

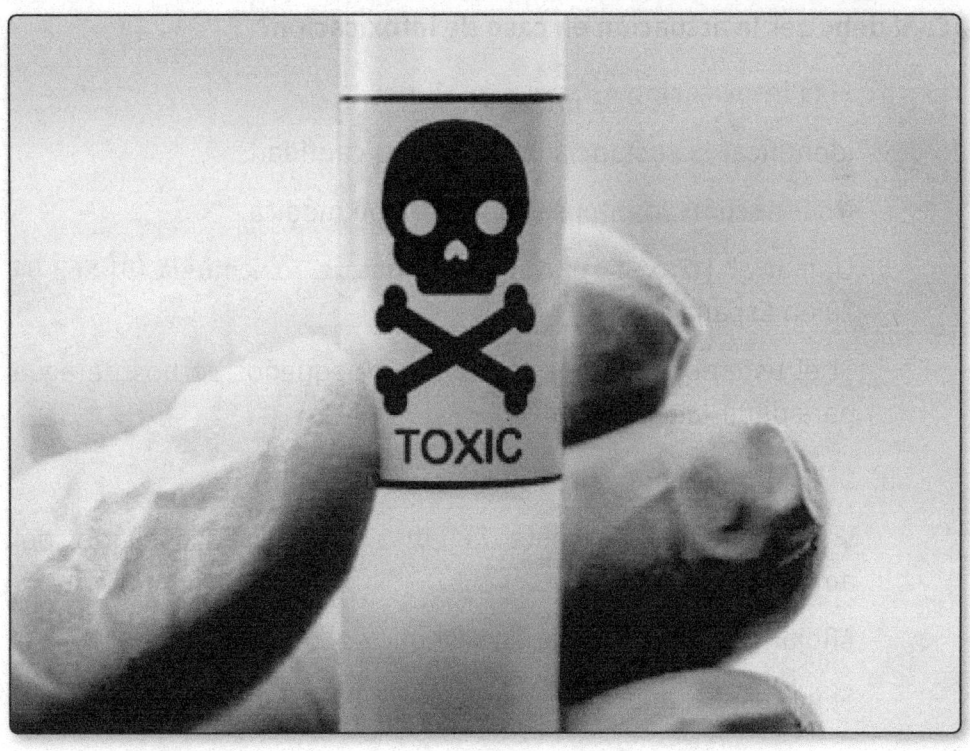

¿Cuáles son los tipos de intoxicaciones más frecuentes?

▼ **Por ingestión:** medicamentos, productos de limpieza, alimentos contaminados.

▼ **Por inhalación:** monóxido de carbono, gases tóxicos.

▼ **Por contacto cutáneo o mucoso:** sustancias corrosivas o irritantes.

Los principales signos y síntomas de intoxicación son:

▼ Náuseas, vómitos o diarrea.

▼ Dificultad respiratoria.

▼ Alteraciones neurológicas (mareo, confusión, convulsiones).

▼ Pérdida de conciencia.

¿Cuál debe ser la actuación en caso de intoxicación?

a) **Si la intoxicación es por ingestión:**

Identificar la sustancia ingerida y su cantidad.

No inducir el vómito, salvo indicación médica.

Llamar al **112 o al Instituto Nacional de Toxicología** (91 562 04 20 en España).

Si el usuario está consciente, darle pequeños sorbos de agua para diluir la sustancia.

b) **Si la intoxicación es por inhalación de gases:**

Ventilar inmediatamente la zona y retirar al usuario del ambiente contaminado.

Aflojar la ropa y verificar su respiración.

Si no respira, aplicar **reanimación cardiopulmonar (RCP)**.

Ejemplo

Un usuario ha ingerido accidentalmente lejía. Se debe evitar que vomite, darle agua para diluir el tóxico y avisar a emergencias indicando el producto exacto que ha ingerido.

Un aspecto relevante es que **nunca se debe administrar leche o bicarbonato** en intoxicaciones, ya que pueden reaccionar con el tóxico y empeorar la situación.

4.2.2 Ingestión de cuerpos extraños, atragantamiento

El **atragantamiento** ocurre cuando un objeto o alimento obstruye total o parcialmente la vía respiratoria, impidiendo la entrada de oxígeno.

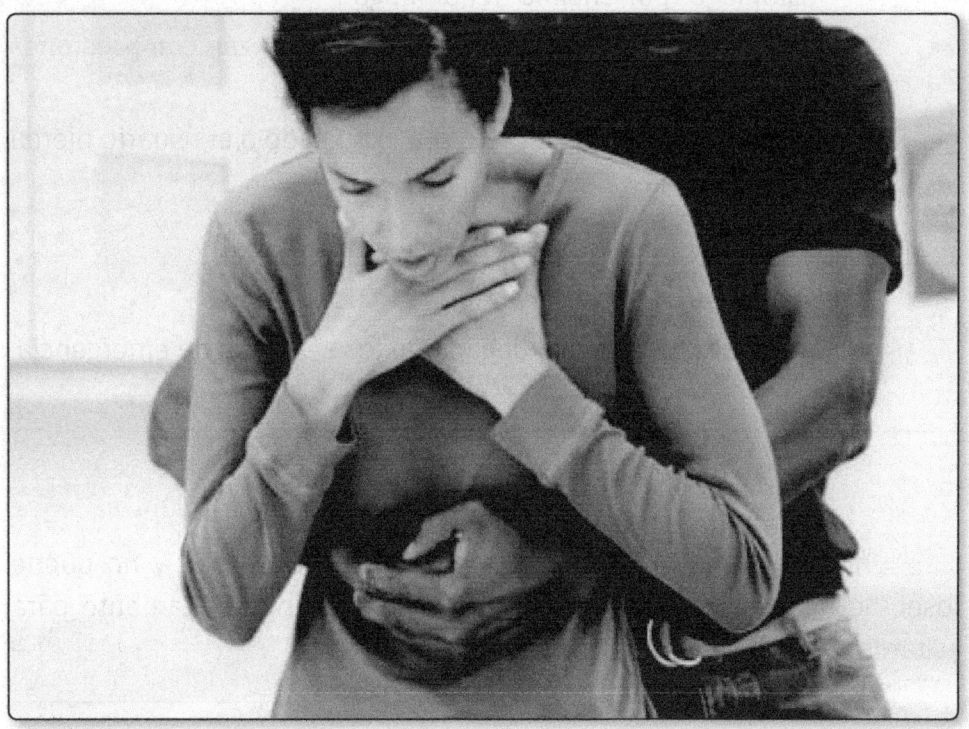

¿Cuáles son los signos de atragantamiento?

▼ **Obstrucción parcial:** tos fuerte, dificultad para hablar, sonidos al respirar.

▼ **Obstrucción total:** no puede respirar ni hablar, piel azulada, pérdida de conciencia.

¿Cuál debe ser la actuación en caso de atragantamiento?

a) **Si el usuario está consciente y tose:**

- **Animarle a seguir tosiendo**, ya que es la mejor forma de expulsar el objeto.
- No golpear la espalda si la tos es efectiva.

b) **Si el usuario no puede respirar ni toser: maniobra de Heimlich:**

1. Colocarse detrás del usuario y rodearlo con los brazos.
2. Hacer un **puño con una mano** y colocarla en la boca del estómago (por encima del ombligo).
3. Sujetar el puño con la otra mano y realizar **compresiones abdominales hacia dentro y hacia arriba**.
4. Repetir hasta que el objeto sea expulsado o el usuario pierda la conciencia.

c) **Si el usuario queda inconsciente:**

- Colocarlo en el suelo y llamar al **112**.
- **Realizar RCP** hasta la llegada de los servicios de emergencia.

Ejemplo

Un usuario mayor se atraganta con un trozo de pan y no puede toser. Se debe aplicar la maniobra de Heimlich inmediatamente para evitar la asfixia.

En **bebés o personas frágiles**, se deben realizar **golpes interescapulares y compresiones torácicas suaves** en lugar de la maniobra de Heimlich.

4.2.3 Traumatismos. Vendajes e inmovilizaciones

Los **traumatismos** incluyen golpes, esguinces, fracturas y contusiones. La correcta **inmovilización y vendaje** ayuda a reducir el dolor y prevenir complicaciones.

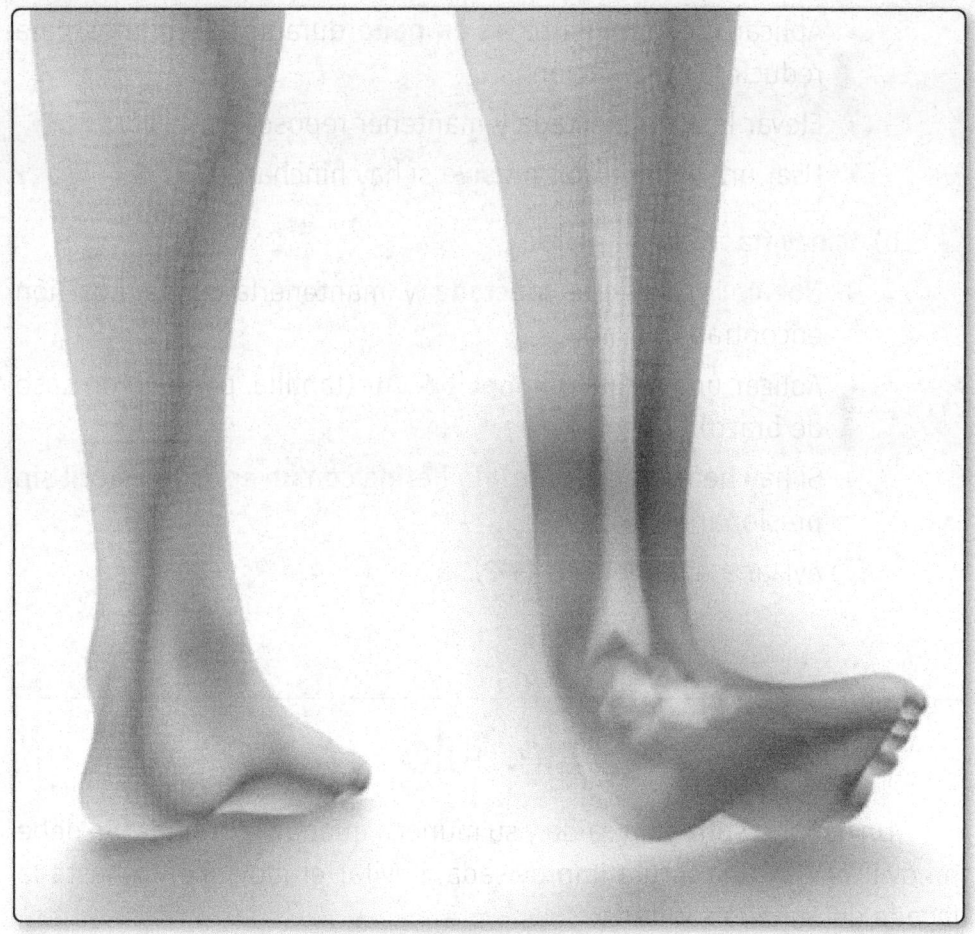

¿Cuáles son los tipos de traumatismos?

- **Contusiones:** golpes sin fractura, pero con inflamación o hematoma.

- **Esguinces:** lesión de los ligamentos por un movimiento forzado.

- **Fracturas:** rotura parcial o total de un hueso.

A continuación, se expone la **actuación en caso de traumatismo:**

a) **Si hay contusión o esguince:**

- Aplicar **hielo envuelto en un paño** durante 15 minutos para reducir la inflamación.
- Elevar la zona afectada y mantener reposo.
- Usar un **vendaje compresivo** si hay hinchazón.

b) **Si hay fractura:**

- **No mover la zona afectada** y mantenerla en la posición encontrada.
- Aplicar una férula **o inmovilizador** (tablilla, pañuelo en caso de brazo).
- Si hay hemorragia, **cubrir la herida con un apósito estéril** sin presionar en exceso.
- Avisar a emergencias (**112**).

Ejemplo

Un usuario sufre una caída y su muñeca queda deformada. Se debe inmovilizar con una férula improvisada y evitar el movimiento hasta la llegada del equipo sanitario.

Es importante recordar que **nunca se debe intentar recolocar un hueso fracturado**, ya que puede causar más daño.

4.2.4 Reanimación cardiopulmonar

La **reanimación cardiopulmonar (RCP)** es una técnica que permite mantener la circulación y la oxigenación en una persona en parada cardiorrespiratoria hasta la llegada de los servicios médicos.

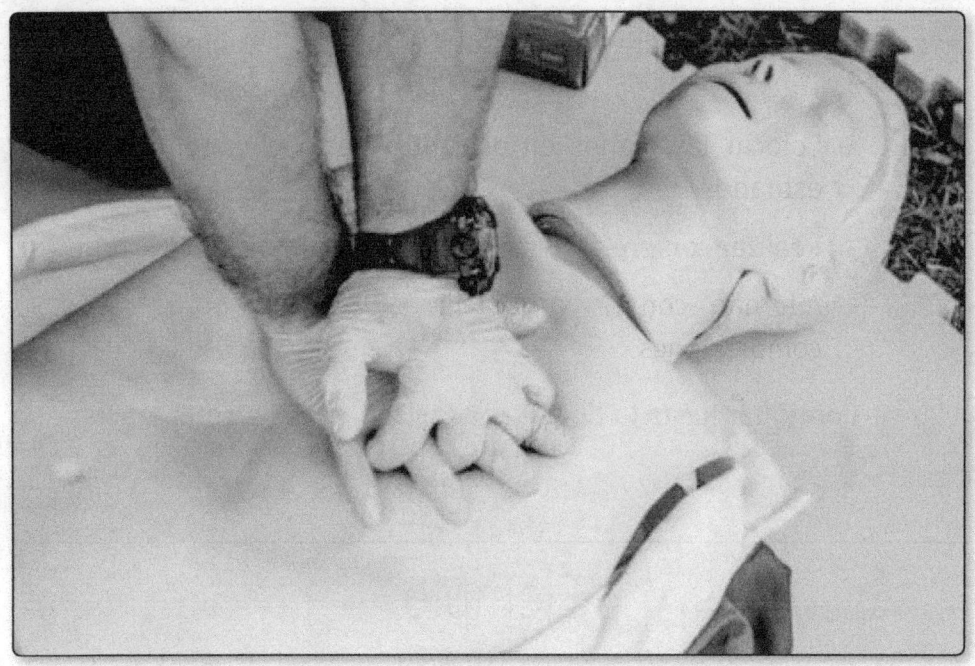

¿Cuándo realizar la RCP?

▸ Si el usuario **no responde y no respira**.

▸ Si sufre **paro cardíaco** (pérdida de conciencia repentina).

¿Cómo es la técnica de RCP en adultos?

1. **Verificar la conciencia y la respiración:**

   - Sacudir suavemente al usuario y preguntar en voz alta si está bien.

   - Si no responde, comprobar si respira durante **10 segundos**.

   - Si no hay respiración, iniciar RCP.

2. **Llamar al 112 y pedir un Desfibrilador Externo Automático (DEA).**

3. **Realizar compresiones torácicas (30 compresiones, 2 ventilaciones).**

   - Colocar las manos en el centro del pecho, con los brazos estirados.

   - Realizar **compresiones firmes y rápidas (100-120 por minuto)**.

   - Alternar con **2 ventilaciones boca a boca** cada 30 compresiones.

4. **Continuar hasta la llegada de los servicios de emergencia.**

Ejemplo

Un usuario sufre un infarto y pierde la conciencia. Se debe iniciar RCP inmediatamente y usar un DEA si está disponible.

En el caso de **niños y lactantes**, se usan solo **dos dedos para las compresiones** y se realiza una ventilación cada **15 compresiones**.

El **desfibrilador externo automático (DEA)** es un dispositivo diseñado para analizar el ritmo cardíaco y administrar una descarga eléctrica en caso de fibrilación o taquicardia ventriculares sin pulso. Su uso oportuno puede **salvar vidas** en situaciones de **paro cardíaco**.

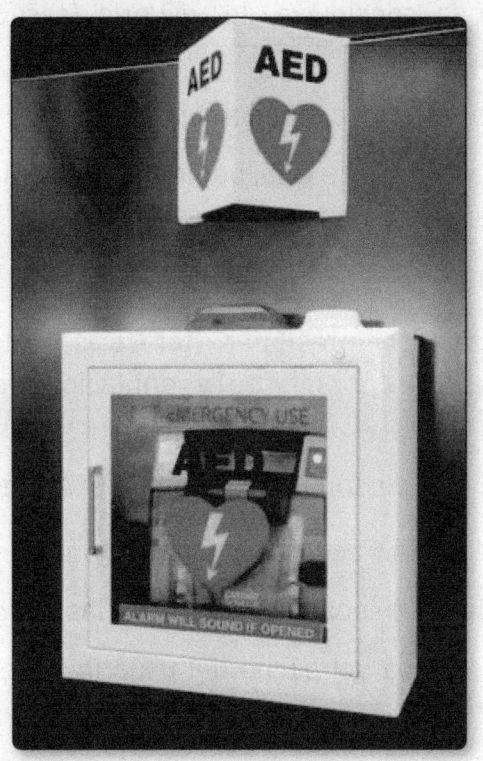

¿Cuándo utilizar un DEA?

Se debe emplear en situaciones de **paro cardíaco súbito**, cuando la persona:

▼ No responde a estímulos.

▼ No respira o presenta una respiración anormal (boqueo).

▼ No tiene pulso detectable.

No debe usarse si la persona está consciente o si presenta signos de vida evidentes.

¿Cuáles son los pasos para utilizar un DEA en una RCP?

1. **Confirmar la situación:**

   - Evaluar la conciencia del usuario (sacudir suavemente y hablarle).

   - Comprobar si respira y tiene pulso.

   - Si no hay signos de vida, pedir ayuda y llamar al **112** (servicios de emergencia).

2. **Iniciar la RCP mientras se obtiene el DEA:**

   - Comenzar **compresiones torácicas** (ritmo de **100-120 compresiones por minuto**) y ventilaciones en una proporción **30:2**.

   - Pedir a otra persona que traiga un DEA si está disponible.

3. **Encender el DEA y seguir sus instrucciones:**

   - Encender el dispositivo y escuchar las indicaciones de voz.

   - Retirar la ropa del pecho del usuario y asegurarse de que la piel esté seca.

4. **Colocar los parches en el pecho:**

   - Uno **debajo de la clavícula derecha**.

   - Otro **en el costado izquierdo, debajo del pecho**. (Si el usuario es muy pequeño o es un niño, pueden colocarse en la parte delantera y trasera del tórax).

5. **Dejar que el DEA analice el ritmo cardíaco:**

   - **No tocar a la persona** mientras el DEA analiza el ritmo.

   - Si el dispositivo recomienda una descarga, **asegurarse de que nadie toque al usuario** antes de presionar el botón de choque.

6. **Administrar la descarga si es necesario**:

- Si el DEA indica "**Descarga recomendada**", presionar el botón de descarga cuando lo indique el dispositivo.

- Si el DEA indica "**No se recomienda descarga**", continuar con la RCP hasta que lleguen los servicios de emergencia.

7. **Reanudar la RCP**:

- Tras la descarga, reanudar de inmediato la **RCP durante 2 minutos** antes de que el DEA vuelva a analizar el ritmo.

- Continuar el proceso hasta que lleguen los servicios de emergencia o el usuario recupere la conciencia.

Se deben considerar una serie de **precauciones al usar un DEA**:

▸ No usar en **superficies mojadas** o si el usuario está sumergido en agua. Secarlo antes de aplicar los parches.

▸ No colocar los parches sobre **marcapasos o dispositivos médicos implantados**.

▸ Si el usuario tiene mucho **vello en el pecho**, se deben rasurar las zonas donde irán los parches.

▸ En caso de **niños menores de 8 años**, se deben usar electrodos pediátricos si están disponibles.

ⓘ RECUERDA

El DEA es una herramienta de fácil uso y acceso público que aumenta significativamente la probabilidad de supervivencia en casos de paro cardíaco. Seguir estos pasos y actuar con rapidez es clave para salvar vidas.

4.2.5 Hemorragias externas

Las **hemorragias externas** ocurren cuando hay una lesión en la piel o en los vasos sanguíneos, provocando la salida de sangre al exterior.

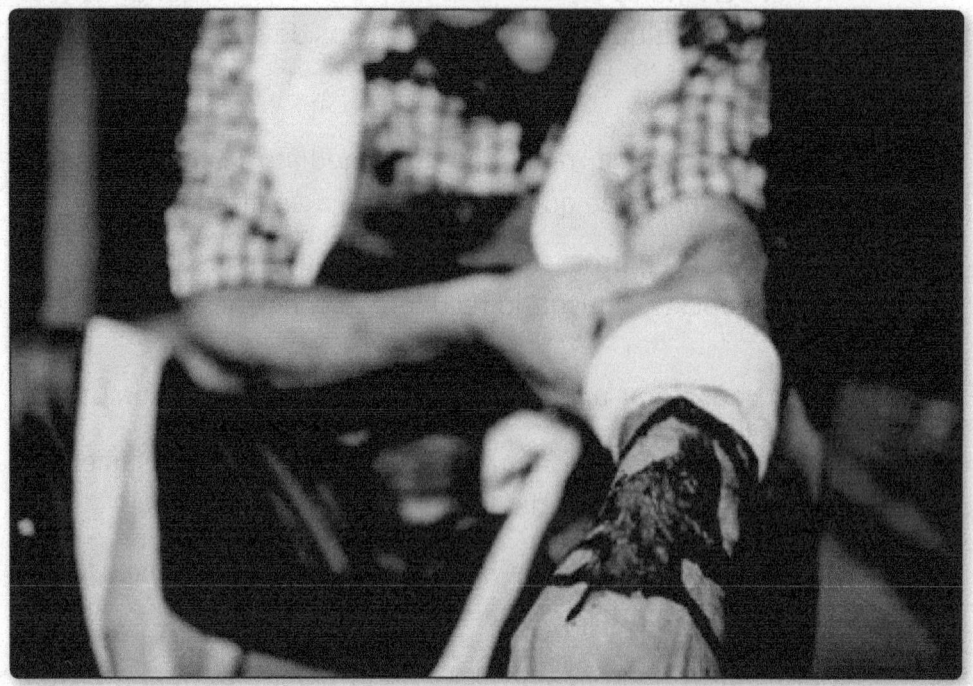

Dependiendo de la gravedad, pueden clasificarse en:

▼ **Hemorragia capilar:** sangrado leve, generalmente superficial (raspones).

▼ **Hemorragia venosa:** sangrado continuo y de color rojo oscuro, proveniente de una vena.

▼ **Hemorragia arterial:** sangrado abundante y pulsátil, de color rojo brillante, proveniente de una arteria (más peligrosa).

La actuación en caso de hemorragia externa debe ser la siguiente:

1. **Presionar la herida** con un apósito limpio o una gasa estéril.

2. **Elevar la zona afectada** (si no hay fractura) para reducir el flujo sanguíneo.

3. **Aplicar un vendaje compresivo** sin cortar la circulación.

4. **Si el sangrado continúa**, reforzar la compresión con más gasas sin retirar las anteriores.

5. **Si la hemorragia es grave**, avisar al **112** y mantener la presión hasta la llegada de ayuda.

Ejemplo

Un usuario sufre un corte profundo en la pierna con abundante sangrado. Se debe aplicar presión directa, elevar la pierna y vendar la herida firmemente.

Es importante recordar que **nunca se debe usar un torniquete salvo en casos extremos**, ya que puede cortar la circulación y causar necrosis.

4.2.6 Quemaduras

Las **quemaduras** pueden ser causadas por calor, productos químicos, electricidad o radiación, y se clasifican según su gravedad:

- ▼ **Quemaduras de primer grado:** enrojecimiento y dolor superficial (ejemplo: quemaduras solares).

▼ **Quemaduras de segundo grado:** ampollas y dolor intenso (afectan la dermis).

▼ **Quemaduras de tercer grado:** piel carbonizada o blanca, sin dolor (afectan los tejidos profundos y pueden ser mortales).

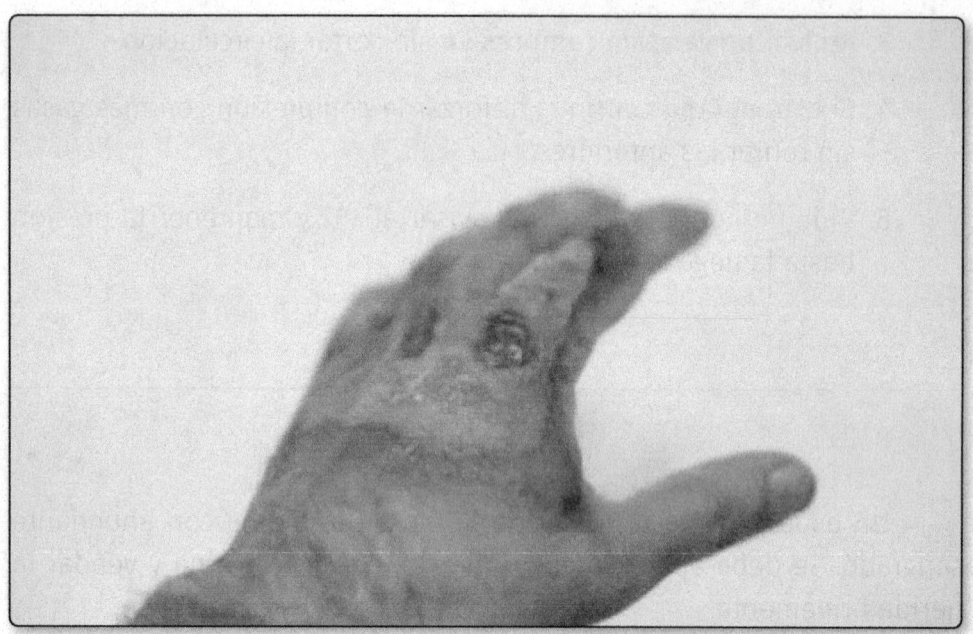

La actuación en caso de quemadura debe ser la siguiente:

a) **Si la quemadura es leve (1er o 2º grado):**

- **Enfriar la zona** con agua corriente durante 10-15 minutos.
- **No aplicar hielo ni cremas caseras** (pueden agravar la lesión).
- **Cubrir con una gasa estéril sin apretar.**

b) **Si la quemadura es grave (2º o 3º grado):**

- **No retirar la ropa adherida a la piel.**
- **No reventar ampollas** para evitar infecciones.
- **Cubrir la zona con un paño limpio y húmedo.**
- **Avisar a emergencias (112) inmediatamente.**

Ejemplo

Un usuario derrama agua hirviendo en su brazo. Se debe enfriar con agua, evitar aplicar cremas y cubrir con una gasa limpia.

Además, en quemaduras eléctricas o químicas, siempre es necesario **valorar daños internos y avisar a emergencias**.

4.2.7 Congelaciones

Las **congelaciones** ocurren cuando la exposición prolongada al frío extremo provoca daño en los tejidos. Se suelen afectar **dedos, orejas, nariz y extremidades**.

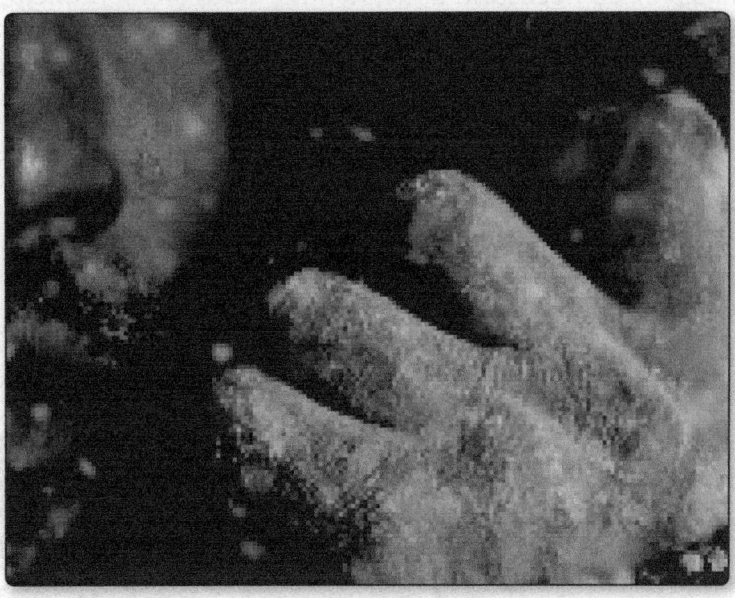

¿Cuáles son los signos de congelación?

- Piel pálida, dura y fría.
- Pérdida de sensibilidad en la zona afectada.
- Cambio de color (blanco, azul o negro en casos graves).

¿Cómo debe ser la actuación en caso de congelación?

▸ **Trasladar al usuario a un lugar cálido** lo antes posible.

▸ **Sumergir la zona en agua tibia (nunca caliente)** entre 37-40°C.

▸ **Cubrir con mantas** para evitar la pérdida de calor.

ⓘ **IMPORTANTE**

Qué NO hacer en caso de congelación:

■ No frotar la piel congelada (puede agravar el daño).

■ No exponer la zona al calor directo (radiadores, fuego, agua caliente).

■ No administrar alcohol o café.

Por otro lado, en casos de **hipotermia** (temperatura corporal por debajo de 35°C), es necesario el **aviso inmediato a emergencias**.

4.2.8 Descargas eléctricas

Las **descargas eléctricas** pueden causar desde leves molestias hasta paro cardíaco y quemaduras graves.

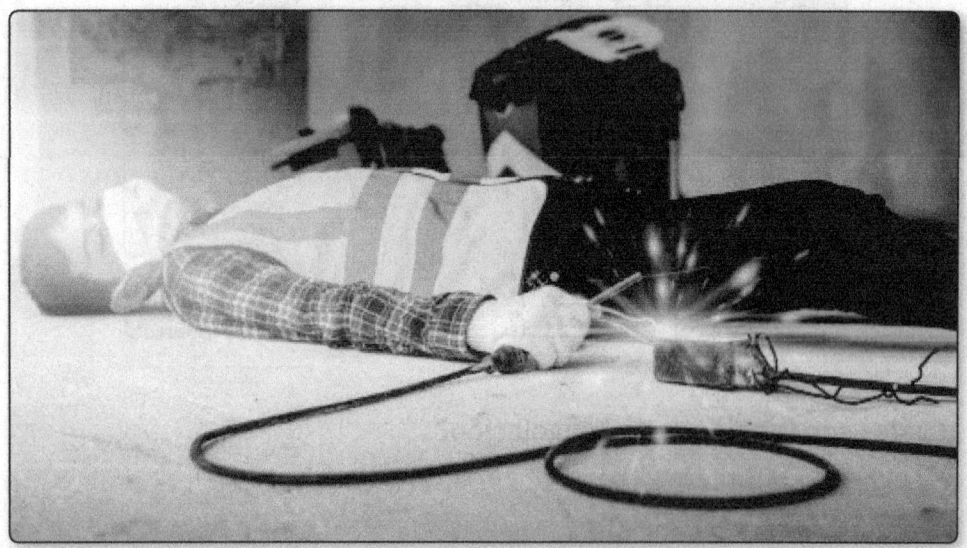

La actuación en caso de descarga eléctrica es la siguiente:

• **PASO 1.** Cortar la fuente de electricidad:

▼ **Desenchufar el aparato** o cortar la corriente desde el cuadro eléctrico.

▼ **No tocar al usuario si sigue en contacto con la corriente**.

• **PASO 2.** Valorar el estado del usuario:

▼ Si está inconsciente y no respira, **iniciar RCP y llamar al 112**.

▼ Si está consciente, **colocarlo en posición de seguridad y vigilar signos de quemaduras o lesiones internas**.

Ejemplo

Un usuario sufre una descarga eléctrica al manipular un enchufe. Se debe cortar la corriente antes de acercarse a él y valorar si necesita RCP.

Las descargas pueden afectar el ritmo cardíaco, por lo que **siempre es recomendable una evaluación médica tras el incidente**.

4.2.9 Picaduras y mordeduras

Las **picaduras y mordeduras** pueden provocar reacciones alérgicas, infecciones o intoxicaciones dependiendo del origen del ataque.

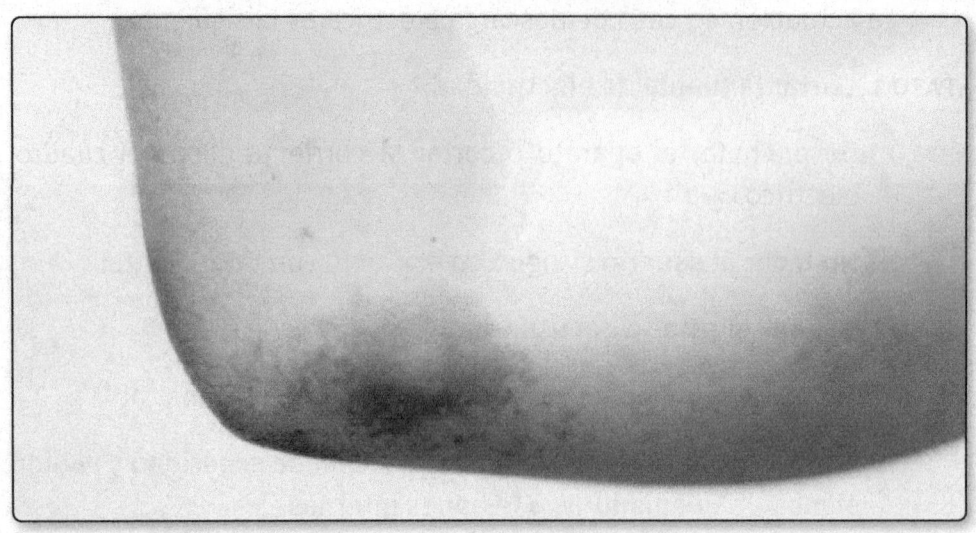

Los tipos de picaduras y mordeduras más comunes son las siguientes:

▸ **Picaduras de insectos:** abejas, avispas, mosquitos.

▸ **Mordeduras de animales domésticos:** perros, gatos.

▸ **Mordeduras de animales venenosos:** serpientes, arañas.

La actuación en caso de picadura de insectos es:

a) **Si hay reacción leve:**

 • **Lavar la zona con agua y jabón.**

 • **Aplicar frío para reducir la hinchazón.**

b) **Si hay reacción alérgica grave (anafilaxia):**

 • **Llamar al 112** inmediatamente.

 • Administrar **adrenalina (EpiPen) si el usuario la tiene prescrita**.

- Mantener al usuario tumbado con las piernas elevadas hasta la llegada de emergencias.

Ejemplo

Un usuario alérgico es picado por una avispa y comienza a tener dificultad para respirar. Se debe llamar al 112 y administrar adrenalina si está disponible.

Por su parte, la actuación en caso de mordeduras de animales es la siguiente:

a) **Si es una mordedura leve:**

- **Lavar con agua y jabón** para prevenir infecciones.

▸ **Aplicar un antiséptico y cubrir con una gasa limpia.**

b) **Si es una mordedura grave:**

- **Detener la hemorragia con presión directa.**

▸ **Consultar a un médico para administrar la vacuna antitetánica y/o antibióticos.**

Ejemplo

Un usuario es mordido por un perro en la pierna. Se debe limpiar la herida, controlar el sangrado y evaluar si necesita atención médica por riesgo de infección.

Es importante recordar que, si la mordedura es de un animal salvaje, es imprescindible acudir al médico para valorar la vacuna contra la rabia.

4.3 MANTENIMIENTO DE BOTIQUINES

El **botiquín de primeros auxilios** es un elemento esencial en cualquier institución sociosanitaria, ya que permite actuar rápidamente ante emergencias médicas menores y estabilizar a los usuarios en situaciones críticas hasta la llegada del personal sanitario especializado. Para garantizar su eficacia, es imprescindible **un mantenimiento adecuado**, que incluya **revisión periódica, reposición de material y almacenamiento en condiciones óptimas**.

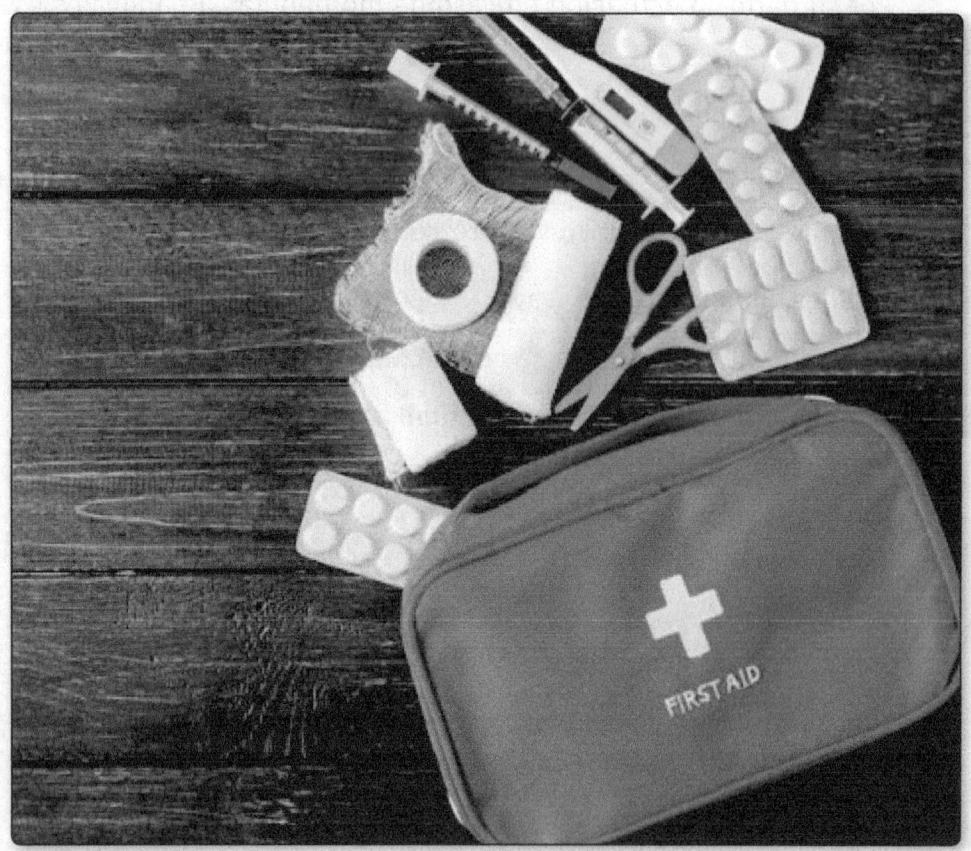

> ### ⓘ NOTA
>
> Un botiquín bien organizado y abastecido reduce el tiempo de respuesta ante una emergencia y evita complicaciones derivadas de la falta de material sanitario.

Un botiquín debe ser:

▼ **Accesible:** ubicado en un lugar de fácil acceso para el personal autorizado.

▼ **Visible y señalizado:** identificado con el símbolo de primeros auxilios.

▼ **Ordenado y clasificado:** con cada material en su lugar correspondiente.

▼ **Controlado periódicamente:** revisado para reponer material caducado o en mal estado.

> ### ⓘ IMPORTANTE
>
> En una residencia de mayores, el botiquín de emergencia debe estar ubicado en la enfermería, señalizado y con fácil acceso para el personal sanitario.
>
> En cada institución debe existir un responsable del mantenimiento del botiquín, quien se encargue de las revisiones y reposiciones.

El contenido de un botiquín varía según el tipo de institución y el nivel de asistencia prestado, pero algunos elementos son imprescindibles:

Categoría	Material	Descripción / Uso
Material de curas y desinfección	Gasas estériles	Para cubrir heridas y evitar infecciones.
	Apósitos adhesivos (tiritas)	Protección de heridas pequeñas.
	Vendas elásticas	Para compresión y sujeción de vendajes.
	Esparadrapo y cinta adhesiva hipoalergénica	Fijación de gasas y vendajes sin irritar la piel.
	Suero fisiológico	Limpieza de heridas y lavado ocular.
	Antisépticos (clorhexidina, povidona yodada)	Desinfección de heridas y piel.
	Tijeras de punta roma y pinzas estériles	Para cortar vendajes y manipular material estéril.
Material para inmovilización y soporte	Férulas para inmovilización de extremidades	Para estabilizar fracturas y esguinces.
	Vendajes de compresión	Control de inflamaciones y sujeción de articulaciones.
	Cinturón de sujeción para traslado	Ayuda a la estabilidad en el traslado de pacientes.
Material para control de hemorragias	Guantes desechables	Protección ante el contacto con sangre y fluidos.
	Compresas estériles	Para control de sangrado en heridas abiertas.
	Torniquete (solo para emergencias graves)	Detención de hemorragias severas.

Categoría	Material	Descripción / Uso
Material para reanimación y soporte vital	**Mascarilla para reanimación cardiopulmonar (RCP)**	Protección en maniobras de RCP.
	Desfibrilador externo automático (DEA)	Reanimación en casos de paro cardíaco (según disponibilidad de la institución).
Material para emergencias específicas	**Bolsas de frío instantáneo**	Para reducir inflamaciones y tratar traumatismos.
	Jeringas y agujas	Administración de medicamentos o extracción de sangre.
	Medicación de emergencia (adrenalina, glucosa, etc.)	Según protocolo de la institución para reacciones alérgicas, hipoglucemias, entre otros.

Ejemplo

En un centro sociosanitario, el botiquín debe contener adrenalina en jeringas precargadas para casos de anafilaxia y glucosa oral para hipoglucemias en personas diabéticas.

Por otro lado, **no se deben incluir medicamentos sujetos a prescripción médica**, salvo que exista personal sanitario autorizado para administrarlos.

El mantenimiento del botiquín debe realizarse de manera **sistemática y regular** para garantizar que su contenido está en buen estado y cumple con las normativas de seguridad.

¿Qué hacer para un buen mantenimiento?

1. **Revisión periódica del contenido:**

   - Comprobar que **todos los materiales están completos y en buen estado**.

   - Verificar que **no haya productos caducados o en mal estado**.

   - Sustituir de inmediato cualquier elemento agotado.

2. **Organización del botiquín:**

   - Mantener **cada elemento en su compartimento correspondiente**.

   - Colocar los productos con **fecha de caducidad más próxima en primer lugar**.

   - Etiquetar correctamente los materiales y medicamentos disponibles.

3. **Registro de control del botiquín:**

   - Llevar un **inventario actualizado** con el contenido y su fecha de caducidad.

   - Anotar cada vez que se utilice material y reponerlo lo antes posible.

4. **Ubicación y señalización:**

   - Asegurar que el botiquín está en un lugar **visible, accesible y libre de humedad**.

   - Informar a todo el personal sobre su localización y el protocolo de uso.

Ejemplo

En una institución, el personal debe revisar el botiquín mensualmente, asegurando que todas las vendas, gasas y soluciones desinfectantes estén dentro de su fecha de validez.

Cada botiquín debe tener **un listado de contenido actualizado** para facilitar la reposición del material.

Dependiendo del entorno donde se encuentre, el botiquín debe adaptarse a las necesidades específicas de la institución:

- ▼ **Botiquín en residencias de mayores**: debe incluir material para **control de heridas, apósitos para úlceras por presión y medicación de emergencia** (glucosa, adrenalina).

- ▼ **Botiquín en centros educativos o guarderías**: debe contener productos específicos para **golpes, caídas y alergias** (antihistamínicos, apósitos infantiles).

- ▼ **Botiquín en entornos laborales**: debe contar con material para **accidentes laborales, quemaduras y cortes**.

Ejemplo

En un centro educativo, el botiquín debe incluir hielo instantáneo para golpes y material para tratar picaduras de insectos.

Caso clínico

Prevención de úlceras por presión en un usuario encamado

Manuela, de 85 años, sufrió una fractura de cadera y lleva tres semanas en cama con movilidad reducida. Se ha detectado enrojecimiento en la piel de su sacro y talones, lo que indica un riesgo elevado de desarrollar úlceras por presión.

¿Cuál es la intervención en este caso?

1. Se implementa un cambio postural cada dos horas para reducir la presión en las zonas afectadas.

2. Se utiliza un colchón antiescaras y cojines de alivio de presión.

3. Se aplica hidratación en la piel con productos específicos para prevenir la sequedad y fragilidad cutánea.

4. Se fomenta la alimentación rica en proteínas y líquidos para favorecer la regeneración de tejidos.

5. Se supervisa la evolución de la piel y se informa al equipo sanitario si aparecen signos de lesión más avanzada.

La prevención de úlceras por presión es fundamental en usuarios encamados. Una estrategia basada en movilización, cuidados de la piel y una nutrición adecuada permite evitar complicaciones graves como infecciones o necrosis tisular.

5

Cumplimiento de las normas de limpieza de materiales e instrumentos sanitarios

La **limpieza y desinfección de los materiales e instrumentos sanitarios** es una tarea fundamental en el ámbito sociosanitario para prevenir infecciones, garantizar la seguridad de los usuarios y cumplir con las normativas de higiene establecidas.

El cumplimiento de estas normas permite:

▼ **Reducir la propagación de microorganismos patógenos.**

▼ **Proteger la salud de los usuarios y del personal sanitario.**

▼ **Garantizar el correcto funcionamiento del material sanitario.**

▼ **Cumplir con la normativa en materia de higiene y prevención de infecciones.**

> ### ⓘ NOTA
>
> La desinfección inadecuada de los materiales sanitarios puede ser una de las principales causas de infecciones nosocomiales (infecciones adquiridas en centros sanitarios).

5.1 APLICACIÓN DE OPERACIONES DE LIMPIEZA DE MATERIALES SANITARIOS

La **limpieza de los materiales sanitarios** es el primer paso en la eliminación de microorganismos antes de su desinfección o esterilización. Para garantizar su eficacia, es necesario aplicar **técnicas adecuadas y utilizar productos específicos**.

Para que la limpieza sea efectiva, se deben cumplir las siguientes condiciones:

▾ **Realizar la limpieza inmediatamente después del uso** del material sanitario.

▾ **Utilizar productos de limpieza adecuados** según el tipo de material.

▾ **Evitar la contaminación cruzada**, separando los materiales limpios de los sucios.

▾ **Usar equipo de protección personal (EPP)** para evitar el contacto con residuos contaminantes.

Ejemplo

El material utilizado en una cura debe ser lavado y desinfectado inmediatamente para evitar la proliferación de bacterias.

Además, el personal encargado de la limpieza de materiales sanitarios **debe estar capacitado** en protocolos de desinfección para garantizar una manipulación segura y efectiva.

Las fases de la limpieza de materiales sanitarios son las siguientes:

1. **Eliminación de residuos visibles:**

   - Retirar restos orgánicos o medicamentos con una solución jabonosa.

   - Descartar correctamente el material desechable.

2. **Lavado con detergente y agua caliente:**

   - Sumergir el material en una solución detergente específica.

   - Usar cepillos para eliminar restos adheridos.

3. **Aclarado y secado:**

   - Enjuagar con abundante agua limpia para eliminar residuos de detergente.

   - Secar completamente con paños estériles o aire comprimido.

4. **Desinfección o esterilización:**

   - Aplicar el método adecuado según el tipo de material (ver apartado 5.2).

Ejemplo

Los instrumentos quirúrgicos deben lavarse, desinfectarse y posteriormente esterilizarse para su reutilización en intervenciones.

El material sanitario se clasifica en tres grupos según su nivel de contacto con el usuario:

a) **Material crítico:**

- Contacto con tejidos internos o sangre (bisturíes, pinzas quirúrgicas).

- **Debe esterilizarse después de cada uso.**

b) **Material semicrítico:**

- Contacto con mucosas sin penetrar tejidos internos (endoscopios, sondas).

- **Debe desinfectarse de alto nivel o esterilizado.**

c) **Material no crítico:**

- Contacto con piel intacta (termómetros, tensiómetros).

- **Debe desinfectarse de bajo nivel con productos específicos.**

Ejemplo

Un termómetro debe limpiarse y desinfectarse tras cada uso, mientras que un bisturí requiere esterilización completa.

Aplicar el nivel adecuado de limpieza y desinfección **según el tipo de material garantiza la seguridad del usuario** y evita infecciones.

Los productos y métodos empleados en la limpieza de material sanitario son los siguientes:

Categoría	Producto / Método	Descripción / Uso
Productos más utilizados	Detergentes enzimáticos	Eliminan restos orgánicos y grasas sin dañar el material.
	Desinfectantes químicos (hipoclorito, glutaraldehído)	Eliminan microorganismos en instrumentos semicríticos.
	Alcohol isopropílico (70%)	Se usa para desinfectar superficies y materiales no críticos.
	Autoclave y óxido de etileno	Métodos de esterilización para instrumentos críticos.
Métodos de limpieza	Limpieza manual	Se realiza con cepillos y detergentes enzimáticos (para material delicado).
	Limpieza mecánica	Uso de lavadoras de material sanitario (para grandes volúmenes).
	Ultrasonidos	Método eficaz para limpiar instrumentos quirúrgicos con zonas de difícil acceso.

Ejemplo

Un endoscopio se limpia con detergente enzimático y luego se somete a desinfección de alto nivel.

Es importante **no mezclar productos químicos** sin consultar las indicaciones del fabricante, ya que algunos pueden ser corrosivos o perder eficacia.

Recuerda

El cumplimiento de las normas de limpieza en el ámbito sociosanitario tiene una serie de beneficios claves:

1. Previene la transmisión de infecciones y enfermedades.

2. Protege al personal sanitario y a los usuarios.

3. Asegura la eficacia de los tratamientos médicos.

4. Cumple con las normativas sanitarias y de seguridad.

El cumplimiento riguroso de las normas de limpieza y desinfección en el ámbito sociosanitario reduce el riesgo de infecciones y garantiza un entorno seguro para todos.

5.2 PROCESO DE DESINFECCIÓN. MÉTODOS Y MATERIALES

La **desinfección** es el proceso mediante el cual se eliminan la mayoría de los microorganismos patógenos de los materiales e instrumentos sanitarios, evitando la transmisión de enfermedades infecciosas. No siempre elimina esporas bacterianas, por lo que en algunos casos es necesario recurrir a la **esterilización**.

ⓘ **IMPORTANTE**

La desinfección es fundamental en materiales semicríticos y no críticos, como sondas, termómetros o superficies de contacto frecuente.

Los métodos de desinfección se dividen en **químicos y físicos**, según el procedimiento utilizado para eliminar los microorganismos.

5.2.1 Desinfección química

Consiste en el uso de **sustancias desinfectantes** para eliminar microorganismos en materiales y superficies.

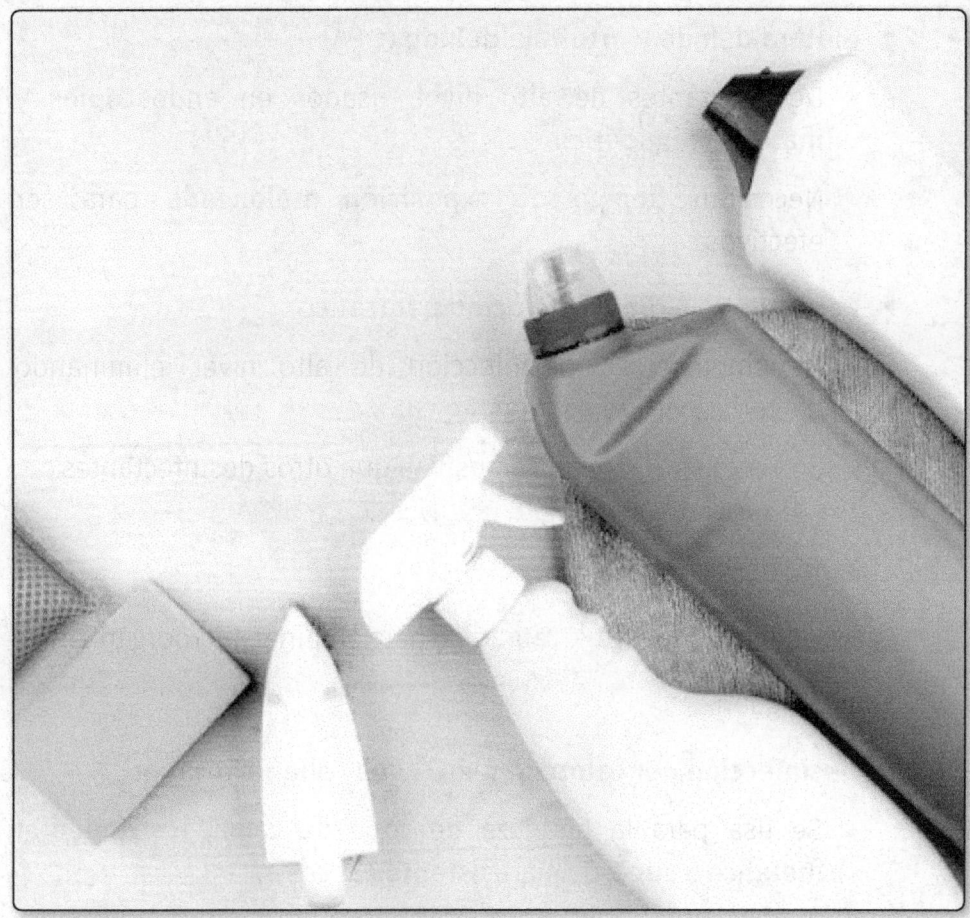

Diferenciamos:

▸ **Alcohol etílico o isopropílico (70%)**

- Se usa para la desinfección de **superficies y termómetros**.

- Actúa rápidamente, pero no es efectivo contra esporas.

▼ **Hipoclorito de sodio (lejía diluida 1:10)**

- Se emplea en **superficies y materiales no críticos**.

- Mata bacterias, virus y hongos, pero **puede ser corrosivo** en algunos materiales.

▼ **Glutaraldehído y ortoftalaldehído (OPA)**

- Desinfectantes de **alto nivel**, usados en **endoscopios y material semicrítico**.

- Necesitan **tiempo de exposición prolongado** para ser efectivos.

▼ **Peróxido de hidrógeno y ácido peracético**

- Se emplean en desinfección de alto nivel, eliminando bacterias, virus y esporas.

- Son **menos tóxicos y corrosivos** que otros desinfectantes.

5.2.2 Desinfección física

Utiliza métodos de **calor o radiación** para eliminar microorganismos.

Se distinguen:

▼ **Desinfección por calor húmedo (agua caliente o vapor)**

- Se usa para la limpieza de **ropa de cama, instrumental metálico y superficies resistentes al calor**.

- Se recomienda **lavado a temperaturas superiores a 60°C**.

▼ **Luz ultravioleta (UV-C)**

- Se usa para **desinfección de ambientes y superficies** en áreas críticas.

- No reemplaza la limpieza manual, pero **reduce la carga microbiana**.

Ejemplo

Un termómetro reutilizable se limpia con agua y jabón, y luego se desinfecta con alcohol al 70% antes de ser utilizado por otro usuario.

Es importante recordar que el **uso de guantes no sustituye la desinfección de superficies y materiales**, ya que los guantes pueden estar contaminados.

¿Cuáles son los pasos para una desinfección efectiva?

1. **Limpieza previa:** eliminar restos orgánicos con agua y detergente.

2. **Aplicación del desinfectante:** sumergir o pulverizar el producto según indicaciones del fabricante.

3. **Tiempo de contacto:** respetar el tiempo de exposición recomendado.

4. **Aclarado y secado:** enjuagar si es necesario y secar completamente.

5. **Almacenamiento en lugar limpio:** guardar en condiciones adecuadas hasta su uso.

Ejemplo

Un endoscopio debe lavarse con detergente enzimático, sumergirse en desinfectante de alto nivel y aclararse con agua estéril antes de su reutilización.

Un material mal desinfectado puede convertirse en un **foco de infecciones cruzadas**, poniendo en riesgo a los usuarios.

5.3 PROCESO DE ESTERILIZACIÓN. MÉTODOS Y MATERIALES

La **esterilización** es el procedimiento mediante el cual se **eliminan todos los microorganismos, incluidas las esporas bacterianas**, asegurando que los materiales sean completamente seguros para su uso. Se aplica principalmente a **materiales críticos**, como bisturíes, pinzas quirúrgicas o catéteres.

Además, la esterilización es **obligatoria** para cualquier material que entre en contacto con **tejidos internos o sangre**.

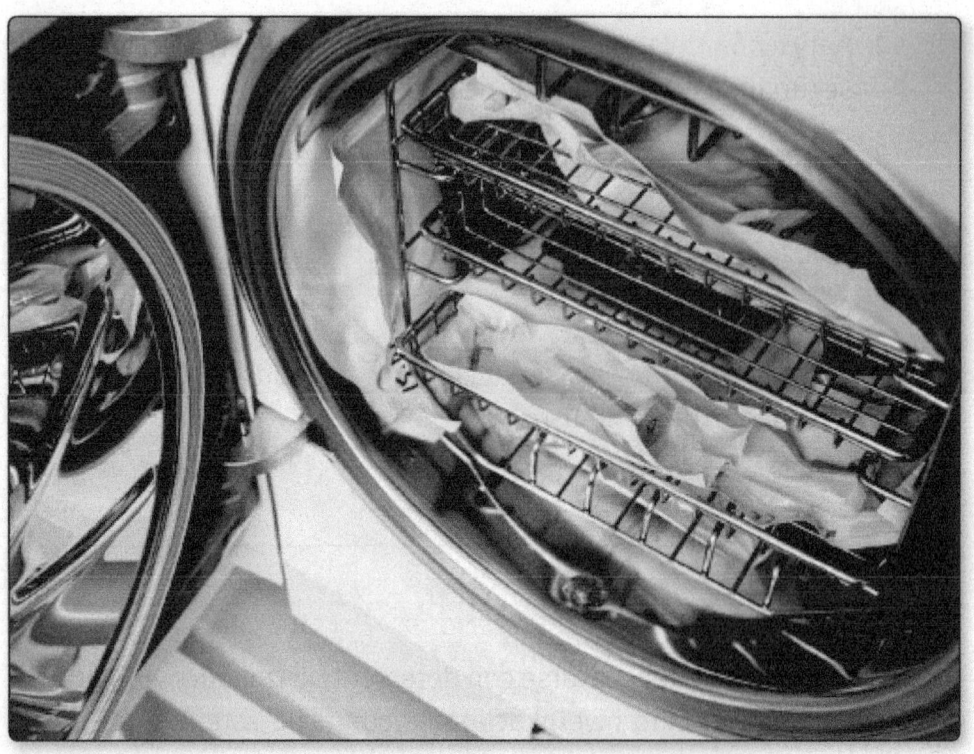

Existen diferentes métodos para esterilizar materiales sanitarios, dependiendo del tipo de material y su resistencia al calor o a sustancias químicas:

▸ **Esterilización por calor húmedo (autoclave):**

- **Método más eficaz y utilizado en hospitales.**
- Se realiza con **vapor de agua a alta presión (121-134°C).**
- Se usa en **instrumental quirúrgico, ropa quirúrgica, guantes reutilizables.**
- No apto para materiales sensibles al calor.

▸ **Esterilización por calor seco:**

- Se realiza en hornos a temperaturas de **160-180°C.**
- Se usa en **material de vidrio, bisturíes metálicos y tijeras.**
- No se usa en materiales plásticos o sensibles al calor.

▸ **Esterilización química:**

- Se usa para materiales **sensibles al calor**, como endoscopios o catéteres.
- Métodos más comunes:
  - **Óxido de etileno:** eficaz en plásticos, textiles y materiales electrónicos.
  - **Peróxido de hidrógeno (plasma):** alternativa segura al óxido de etileno, con menor toxicidad.

▸ **Esterilización por radiación:**

- Se usa principalmente en **productos médicos desechables** (jeringas, apósitos).
- Métodos:
  - **Rayos gamma:** penetran materiales sellados.
  - **Luz ultravioleta:** menos utilizada, solo para superficies y ambientes.

Ejemplo

Un bisturí reutilizable debe limpiarse, desinfectarse y luego esterilizarse en autoclave antes de su siguiente uso.

Por otro lado, los materiales que se han esterilizado **deben mantenerse sellados y almacenados en condiciones estériles** hasta su uso.

Los pasos para una correcta esterilización son los siguientes:

1. **Limpieza y desinfección previa:** eliminar restos orgánicos y desinfectar el material.

2. **Selección del método de esterilización adecuado:** según el tipo de material.

3. **Colocación en envases adecuados:** uso de **bolsas estériles o cajas metálicas perforadas**.

4. **Exposición al agente esterilizante:** tiempo y temperatura controlados.

5. **Almacenamiento en condiciones estériles:** en zonas limpias y cerradas hasta su uso.

Ejemplo

Un catéter debe esterilizarse con óxido de etileno para evitar daños en su material plástico y garantizar su seguridad antes de su uso en un paciente.

Un material **incorrectamente esterilizado** puede causar **infecciones graves en los usuarios**, comprometiendo su salud y seguridad.

A continuación, se resumen las diferencias entre limpieza, desinfección y esterilización:

Concepto	Definición	Objetivo	Métodos utilizados	Ejemplos específicos
Limpieza	Eliminación de **suciedad visible** (polvo, restos orgánicos e inorgánicos) de superficies, objetos o piel.	Reducir la carga microbiana y prevenir infecciones superficiales.	Uso de agua y detergente o productos de limpieza comunes.	Lavado de manos con agua y jabón. Limpieza de mesas, camillas o barandillas con agua y jabón. Lavado de material médico reutilizable antes de la desinfección.
Desinfección	Eliminación de **microorganismos patógenos** (bacterias, virus y hongos), pero **no de esporas**.	Reducir el riesgo de infecciones, evitando la propagación de patógenos.	Uso de productos químicos desinfectantes (alcohol, lejía, amonios cuaternarios) o métodos físicos (radiación UV).	Aplicación de alcohol al 70% en termómetros. Uso de toallitas desinfectantes en equipos médicos no críticos. Desinfección de baños y superficies de alto contacto con hipoclorito de sodio.

Concepto	Definición	Objetivo	Métodos utilizados	Ejemplos específicos
Esterilización	Proceso que elimina todos los microorganismos, incluidas bacterias, virus, hongos y esporas.	Garantizar la ausencia total de microorganismos, especialmente en equipos que penetran el cuerpo o tejidos.	Uso de calor (autoclave), óxido de etileno, peróxido de hidrógeno o radiación gamma.	Esterilización de bisturís y pinzas quirúrgicas en autoclave. Uso de gas de óxido de etileno para esterilizar material termosensible. Esterilización de jeringas desechables mediante radiación gamma.

5.4 PREVENCIÓN DE INFECCIONES

La **prevención de infecciones** en el ámbito sociosanitario es fundamental para garantizar la seguridad de los usuarios y del personal. La correcta aplicación de medidas de higiene y desinfección reduce el riesgo de **infecciones nosocomiales** (adquiridas en centros sanitarios) y evita la propagación de microorganismos patógenos.

ⓘ NOTA

Las infecciones pueden transmitirse por contacto directo con pacientes, superficies contaminadas, materiales sanitarios o a través del aire. Implementar protocolos adecuados disminuye significativamente estos riesgos.

A continuación, se revisan los principales tipos de infecciones en el ámbito sociosanitario.

5.4.1 Infecciones nosocomiales

Son aquellas adquiridas en hospitales o centros sanitarios, afectando principalmente a **personas inmunodeprimidas o con enfermedades crónicas**.

Algunos ejemplos de infecciones nosocomiales son:

- ▼ Neumonía asociada a ventilación mecánica.
- ▼ Infecciones urinarias por uso de sondas.
- ▼ Infecciones por catéteres intravenosos.

5.4.2 Infecciones cruzadas

Ocurren cuando un microorganismo se transmite **de un usuario a otro a través del personal, superficies o instrumentos contaminados**. Por ejemplo, un termómetro mal desinfectado puede transmitir **virus o bacterias** de un usuario a otro.

ⓘ RECUERDA

El lavado de manos es la medida más eficaz para prevenir infecciones cruzadas.

Para reducir el riesgo de infecciones, es imprescindible aplicar **protocolos de higiene y control de infecciones** en todos los procedimientos sociosanitarios, entre los que destacan:

5.4.3 Higiene de manos

El lavado de manos es una de las medidas más eficaces para **evitar la transmisión de microorganismos**.

¿Cuáles son los momentos claves para la higiene de manos?

- ▼ Antes y después de atender a un usuario.

- ▼ Antes de realizar procedimientos invasivos (curas, administración de medicamentos).

- ▼ Después del contacto con fluidos corporales o superficies contaminadas.

Se debe realizar un lavado con agua y jabón (mínimo 40-60 segundos). Se puede hacer **uso de soluciones hidroalcohólicas** cuando no haya acceso a agua y jabón.

Ejemplo

Un profesional sociosanitario debe lavarse las manos antes y después de cambiar un vendaje para evitar la contaminación de la herida.

Además, el personal sanitario debe utilizar **equipos de protección** según el nivel de exposición al riesgo. Algunos ejemplos son:

- ▼ **Guantes:** para contacto con sangre o fluidos corporales.

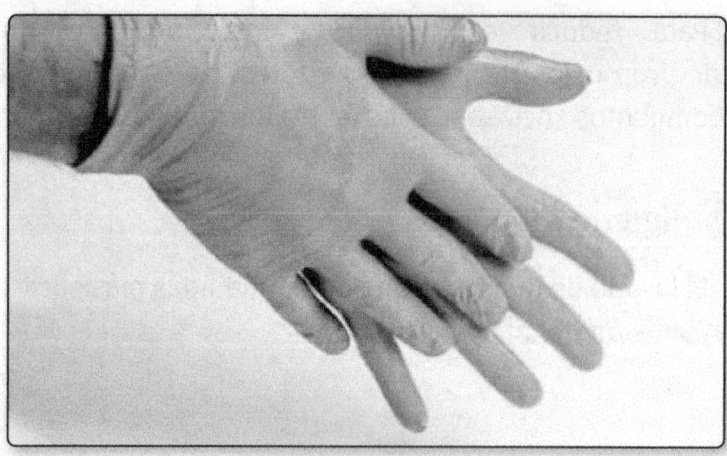

▼ **Mascarillas y pantallas faciales:** para prevenir infecciones respiratorias.

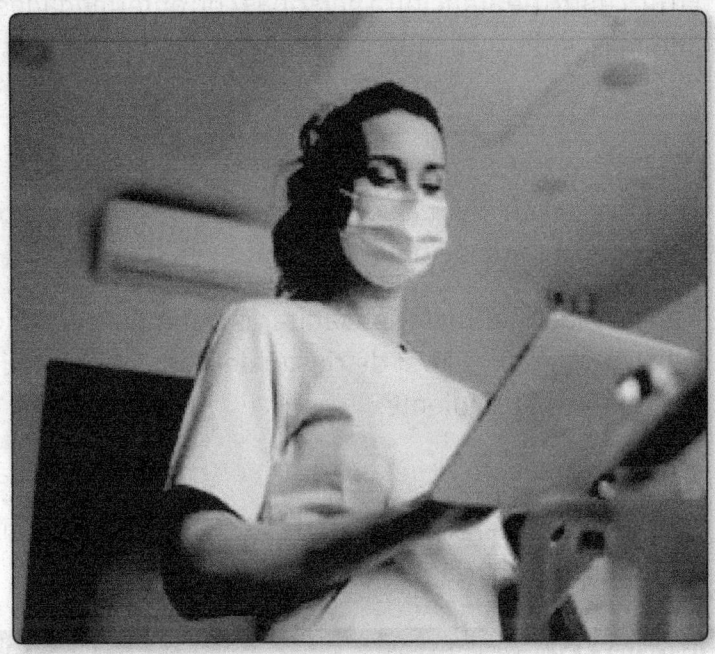

▼ **Batas desechables:** en procedimientos donde haya riesgo de salpicaduras.

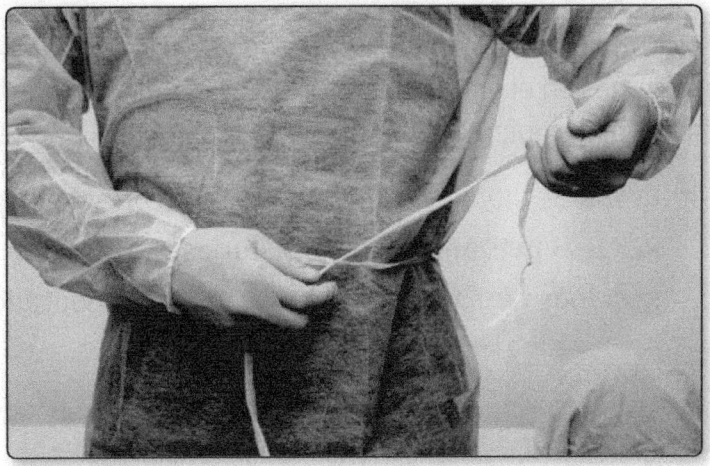

Ejemplo

En un centro de atención a personas con enfermedades respiratorias, el uso de mascarillas y guantes es obligatorio para el personal.

Además, los **EPI deben ser utilizados y desechados correctamente** para evitar la contaminación.

Por otro lado, el material sanitario debe **limpiarse, desinfectarse o esterilizarse** según el nivel de riesgo de transmisión de infecciones. El procedimiento es el siguiente:

- ▸ **Desinfectar superficies y equipos** con productos adecuados.
- **Esterilizar material crítico** (bisturíes, catéteres) antes de su uso.
- **Evitar la reutilización de material desechable.**

ⓘ IMPORTANTE

El incumplimiento de las normas de desinfección puede provocar brotes de infecciones en centros sociosanitarios.

Por otra parte, el manejo adecuado de residuos evita la propagación de infecciones en el entorno sanitario. Los residuos sanitarios se pueden clasificar de la siguiente manera:

- ▸ **Residuos biológicos** (gasas, apósitos con sangre).
- **Material punzante** (agujas, bisturíes).
- **Residuos farmacéuticos** (medicamentos caducados).

Ejemplo

Las agujas usadas deben desecharse en contenedores rígidos para evitar pinchazos accidentales.

Por su parte, el control de infecciones en el entorno implica:

▼ **Ventilar las habitaciones y espacios comunes** regularmente.

▼ **Limpiar y desinfectar superficies de contacto frecuente** (barandillas, sillas de ruedas).

▼ **Separar a los usuarios con enfermedades infecciosas** cuando sea necesario.

Ejemplo

En una residencia de mayores, las habitaciones deben ventilarse a diario y las superficies desinfectarse con hipoclorito.

Es importante recordar que las infecciones respiratorias pueden propagarse rápidamente si no se aplican medidas de aislamiento adecuadas.

ⓘ RECUERDA

El cumplimiento de las normas de prevención de infecciones es clave porque supone:

■ Una disminución del riesgo de infecciones en usuarios y profesionales.

■ Una reducción del uso de antibióticos y resistencia bacteriana.

■ Una mayor seguridad en los procedimientos sociosanitarios.

Actividad

Diseñar un plan de prevención de infecciones en un centro sociosanitario, estableciendo medidas de higiene, desinfección y uso de Equipos de Protección Individual (EPI), clasificándolas como obligatorias, recomendadas u opcionales según el riesgo de contagio. Se deberá adaptar la transmisión de las normas a las características de los usuarios para garantizar su cumplimiento y efectividad.

5.5 ELIMINACIÓN DE RESIDUOS SANITARIOS

La **eliminación de residuos sanitarios** es una parte fundamental en la prevención de infecciones y en la gestión segura de los materiales utilizados en el ámbito sociosanitario. Los residuos generados en centros sanitarios e instituciones asistenciales pueden contener microorganismos patógenos, sustancias químicas peligrosas o materiales punzantes, por lo que su correcta manipulación y eliminación es **esencial para proteger la salud de los usuarios, del personal sanitario y del medio ambiente**.

ⓘ IMPORTANTE

Un manejo inadecuado de los residuos sanitarios puede provocar contaminación ambiental, accidentes laborales y transmisión de enfermedades.

Los residuos sanitarios se dividen en **diferentes categorías según su nivel de riesgo y su tratamiento requerido**.

5.5.1 Residuos sanitarios no peligrosos

Son aquellos que **no representan un riesgo biológico o químico** y pueden eliminarse como residuos urbanos.

Algunos ejemplos son:

- ▾ Material de oficina (papel, cartón, envases).
- ▾ Residuos de cocina o alimentación en centros asistenciales.

5.5.2 Residuos sanitarios peligrosos

Son aquellos que contienen **sustancias infecciosas, químicas o radioactivas** y requieren una gestión especial. Pueden ser:

- ▾ **Residuos biológicos e infecciosos:**

  - • Gasas, apósitos y vendajes con sangre o fluidos corporales.
  - • Cultivos y muestras biológicas de laboratorios.

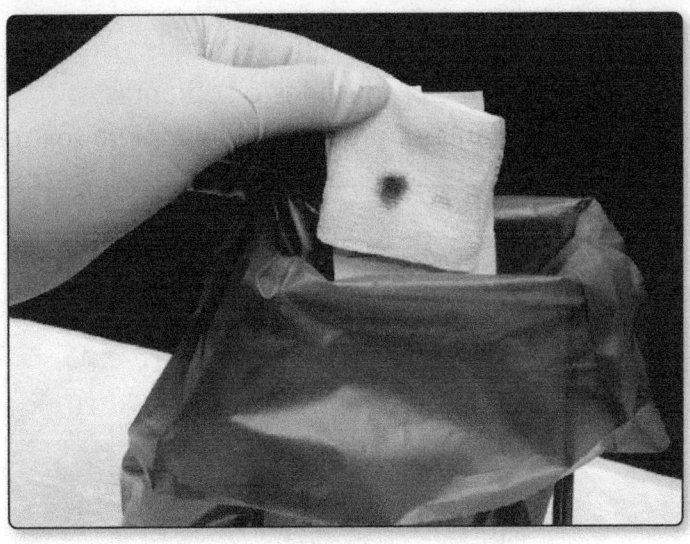

▼ **Material punzante o cortante:**

- Agujas, bisturíes, lancetas y jeringas usadas.
- Vidrio roto contaminado con material biológico.

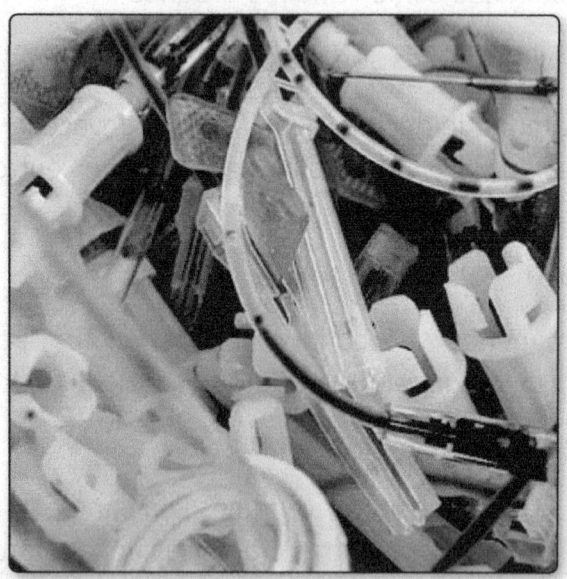

▼ **Residuos químicos y farmacéuticos:**

- Medicamentos caducados o sobrantes.
- Desinfectantes y productos de limpieza tóxicos.

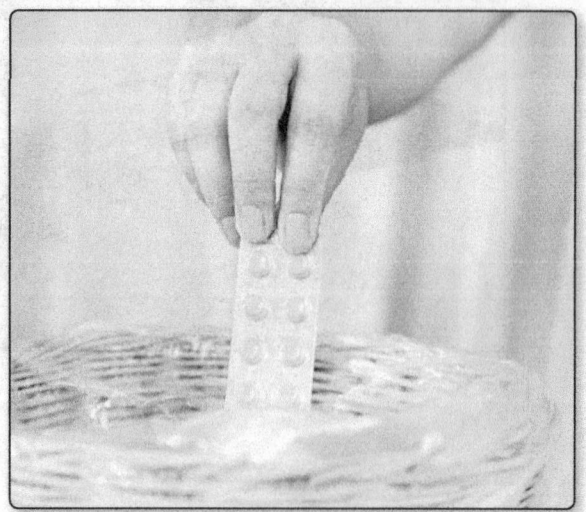

Ejemplo

Una gasa con sangre usada en una cura debe depositarse en un contenedor de residuos biológicos, mientras que una jeringa usada debe ir en un contenedor de objetos punzantes.

Además, los residuos sanitarios peligrosos deben ser tratados por empresas autorizadas para su eliminación segura.

La gestión de residuos sanitarios debe seguir **protocolos estrictos** para evitar la contaminación y garantizar su correcta eliminación. Esto implica:

1. **Separación y clasificación de residuos:**
   - Identificar cada tipo de residuo y depositarlo en el **contenedor adecuado**.
   - Usar **bolsas de colores y contenedores específicos** según el tipo de residuo.

2. **Uso de contenedores específicos:**
   - **Contenedores de color rojo o amarillo:** para residuos biológicos y punzantes.

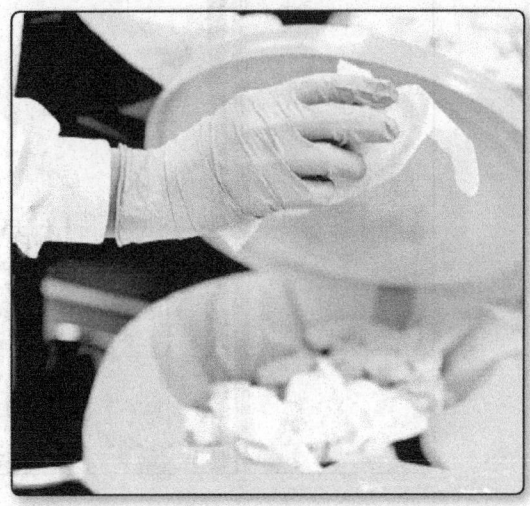

- **Bolsas negras o verdes:** para residuos no peligrosos.

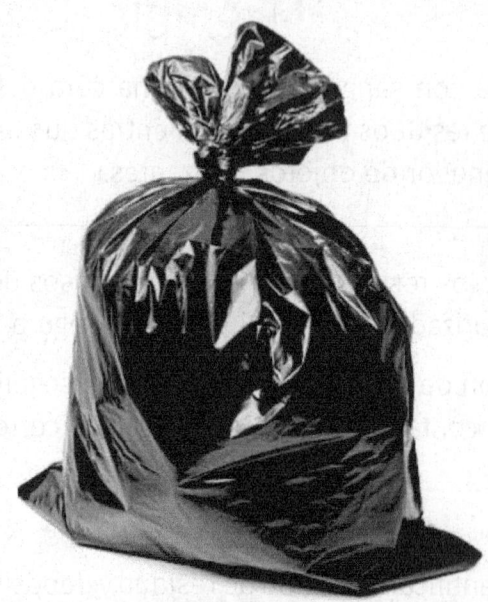

- **Contenedores de residuos químicos:** para fármacos y sustancias tóxicas.

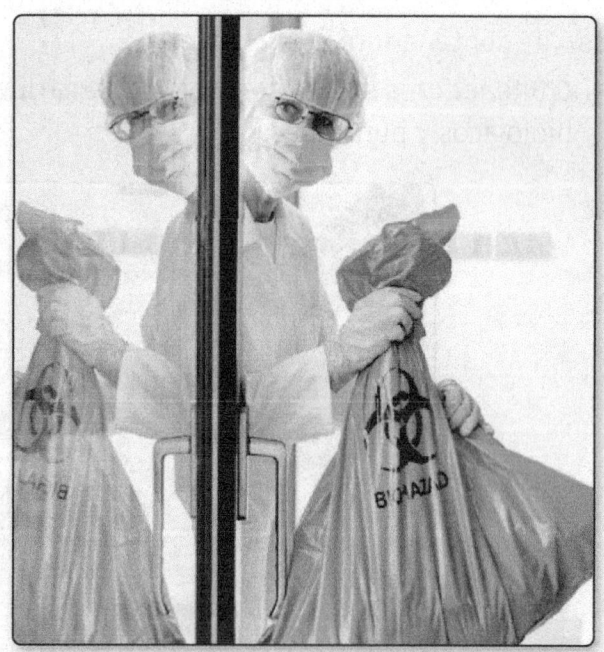

Ejemplo

En una residencia sociosanitaria, los guantes y gasas usados en la higiene de un usuario con heridas deben depositarse en un contenedor de residuos biológicos, mientras que el papel higiénico puede desecharse en un contenedor común.

Además, es obligatorio cerrar correctamente los contenedores de residuos peligrosos antes de su retirada para evitar derrames y contaminación.

Con respecto al almacenamiento y transporte de residuos sanitarios, existen algunas normas importantes:

- ▼ **Ubicar los contenedores en zonas ventiladas y accesibles solo para personal autorizado.**

- ▼ **Etiquetar correctamente los recipientes** con la fecha y tipo de residuo.

- ▼ **No almacenar residuos biológicos por más tiempo del recomendado** (generalmente 48 horas).

- ▼ **Los residuos deben transportarse en contenedores cerrados** y con medidas de seguridad.

- ▼ **Las empresas especializadas en gestión de residuos sanitarios** deben encargarse de su recolección y tratamiento final.

Ejemplo

Los residuos infecciosos generados en una clínica deben ser recogidos por una empresa de gestión autorizada, evitando que se acumulen o se eliminen de manera incorrecta.

El incumplimiento de las normas de almacenamiento y transporte de residuos puede generar sanciones legales y riesgos sanitarios.

Por su parte, los residuos peligrosos requieren un **tratamiento especial antes de su eliminación** para reducir su impacto ambiental y sanitario.

Los métodos de tratamiento de residuos sanitarios son los siguientes:

a) **Incineración:**

- Método utilizado para eliminar residuos infecciosos y farmacéuticos.
- Destruye microorganismos y reduce el volumen de los residuos.

b) **Autoclave:**

- Utiliza **vapor a alta presión** para esterilizar residuos biológicos antes de su eliminación.
- Seguro y respetuoso con el medio ambiente.

c) **Tratamiento químico:**

- Se emplean productos desinfectantes para neutralizar residuos infecciosos.

d) **Encapsulación de objetos punzantes:**

- Jeringas y bisturíes se sellan en contenedores especiales antes de su eliminación.

Ejemplo

Los medicamentos caducados deben eliminarse en farmacias o puntos de recogida autorizados, nunca en la basura común.

5.6 PREVENCIÓN DE RIESGOS LABORALES EN LAS TAREAS DE LIMPIEZA DE MATERIAL SANITARIO

La limpieza y desinfección del **material sanitario** es una tarea fundamental en el ámbito sociosanitario, pero también **implica riesgos laborales** para el personal encargado de estas funciones. La exposición a productos químicos, el manejo de objetos punzantes y la posible transmisión de enfermedades infecciosas son algunos de los peligros a los que se enfrentan los trabajadores.

Para **minimizar estos riesgos**, es imprescindible aplicar **protocolos de seguridad, uso adecuado de equipos de protección individual (EPI) y formación específica** en prevención de riesgos laborales.

ⓘ RECUERDA

El incumplimiento de las normas de seguridad en la limpieza de material sanitario puede provocar accidentes laborales, intoxicaciones y contagios de enfermedades infecciosas.

A continuación, se exponen los principales riesgos laborales en la limpieza de material sanitario.

5.6.1 Riesgos biológicos

¿Qué lo provocan?

▸ Contacto con **sangre, fluidos corporales y microorganismos patógenos**.

▸ Posibilidad de **contagio de infecciones** por contacto directo o inhalación.

¿Cómo pueden prevenirse?

▸ Uso obligatorio de **guantes, mascarilla y gafas de protección**.

▸ Lavado de manos **antes y después** de manipular material contaminado.

▸ Evitar **salpicaduras y aerosoles** al limpiar instrumentos.

Ejemplo

Un trabajador que limpia instrumental quirúrgico sin guantes se expone a infecciones transmitidas por sangre.

Es recomendable recordar que el uso de guantes no sustituye la higiene de manos tras la manipulación de materiales sanitarios.

5.6.2 Riesgos químicos

¿Qué lo provocan?

▸ Exposición a productos de limpieza y desinfección que pueden ser **tóxicos o corrosivos**.

▸ Inhalación de vapores irritantes o contacto con la piel y mucosas.

¿Cómo pueden prevenirse?

▸ Uso de **EPI adecuados** (guantes, gafas, mascarilla).

▸ Manipulación de productos en **zonas bien ventiladas**.

▸ **Almacenamiento seguro** de productos químicos en envases etiquetados.

> ### ⓘ IMPORTANTE
>
> Nunca mezclar productos químicos sin consultar las fichas de seguridad, ya que pueden generar reacciones peligrosas.

5.6.3 Riesgos ergonómicos

¿Qué lo provocan?

▼ Movimientos repetitivos y posturas inadecuadas pueden generar **lesiones musculoesqueléticas**.

▼ Transporte manual de materiales pesados o voluminosos.

¿Cómo pueden prevenirse?

▼ Aplicar **técnicas de mecánica corporal adecuadas** al mover cargas.

▼ Usar **carros de transporte** para evitar cargar peso excesivo.

▼ Alternar tareas para evitar sobrecarga en articulaciones.

Ejemplo

Un trabajador que transporta grandes cantidades de material sin ayuda puede desarrollar dolor lumbar y lesiones musculares.

5.6.4 Riesgos físicos

¿Qué lo provocan?

▼ Cortes o pinchazos con **instrumental médico contaminado**.

▼ Resbalones en suelos mojados o mal señalizados.

¿Cómo pueden prevenirse?

▶ **Usar guantes resistentes a cortes** al manipular bisturíes o agujas.

▶ **No reencapuchar agujas** tras su uso (se deben desechar directamente en contenedores de seguridad).

▶ Mantener **los suelos secos y bien señalizados** tras la limpieza.

Los objetos punzantes deben depositarse en contenedores rígidos de seguridad para evitar accidentes.

A continuación, se revisan las principales medidas preventivas en la limpieza del material sanitario:

Categoría	Medida preventiva	Descripción / Uso
Uso de Equipos de Protección Individual (EPI)	Guantes de nitrilo o látex	Protección contra fluidos corporales y productos químicos.
	Mascarilla y gafas de seguridad	Previenen inhalación de aerosoles y salpicaduras.
	Batas impermeables	Para evitar el contacto con sustancias contaminadas.
Protocolos de manipulación segura de materiales	Desinfectar todo el material antes de su limpieza manual.	Previene la contaminación cruzada.
	Evitar tocar la parte afilada de bisturíes, agujas y objetos cortantes.	Reduce el riesgo de cortes y pinchazos accidentales.
	No agitar el material contaminado.	Evita la dispersión de partículas infecciosas en el aire.

Categoría	Medida preventiva	Descripción / Uso
Almacenamiento y eliminación de residuos	Separar los residuos según su tipo (biológico, punzante, químico).	Garantiza su correcta eliminación y evita riesgos de contaminación.
	Etiquetar correctamente los contenedores de desechos peligrosos.	Facilita la identificación y gestión segura de residuos.
	Nunca mezclar residuos biológicos con residuos comunes.	Previene la propagación de infecciones y contaminación ambiental.

Además, es muy importante que el personal encargado de la limpieza de material sanitario reciba formación específica en:

▸ Medidas de bioseguridad y control de infecciones.

▸ Manipulación segura de productos químicos.

▸ Uso adecuado de equipos de protección individual (EPI).

▸ Gestión de residuos sanitarios y prevención de accidentes.

ⓘ RECUERDA

Existen múltiples beneficios de la prevención de riesgos laborales en la limpieza de material sanitario:

■ Reducción del riesgo de infecciones en el personal y en los usuarios.

■ Menos accidentes laborales por cortes, pinchazos o intoxicaciones.

■ Mayor eficacia en la limpieza y desinfección del material sanitario.

■ Cumplimiento de normativas de seguridad laboral y bioseguridad.

Caso clínico

Control de infecciones en la limpieza y desinfección de materiales sanitarios

El centro sociosanitario ha detectado un aumento de infecciones urinarias en varios usuarios que requieren sondaje vesical permanente. Tras una inspección, se observó que el personal no estaba desinfectando adecuadamente el material reutilizable ni almacenando correctamente los guantes estériles.

¿Cuál es la intervención en este caso?

1. Se realiza una revisión del protocolo de higiene y desinfección, identificando los errores.

2. Se capacita al personal en técnicas correctas de desinfección y esterilización, incluyendo el uso de autoclave y productos desinfectantes.

3. Se implementa un registro de control para verificar que los procedimientos de limpieza se cumplen en cada turno.

4. Se reorganiza el área de almacenamiento para garantizar la separación entre material limpio y material contaminado.

5. Se refuerza la importancia del uso adecuado de guantes estériles y el cambio frecuente de sábanas en usuarios con sondas urinarias.

Un protocolo estricto y supervisado de limpieza y desinfección es clave para prevenir infecciones asociadas a la atención sanitaria. La formación del personal y la implementación de registros de control reducen los riesgos para los usuarios.

Actividades optativas finales

1. Escribe un ensayo de 1000 palabras en el que analices la importancia de la movilización, el traslado y la deambulación segura en personas dependientes. Explica cómo la aplicación de técnicas adecuadas previene úlceras por presión, rigidez muscular y caídas. Incluye ejemplos prácticos de instituciones que han implementado estrategias eficaces y reflexiona sobre los desafíos y avances tecnológicos en la asistencia a la movilidad.

2. Elabora una presentación de 10 diapositivas en la que expliques la evolución de los protocolos de primeros auxilios en instituciones, destacando cambios en la reanimación cardiopulmonar (RCP), el tratamiento de hemorragias y el manejo de intoxicaciones en los últimos 20 años. Incluye avances en la formación del personal y la integración de dispositivos como desfibriladores automáticos (DEA) en residencias y hospitales.

3. Realiza un informe detallado de 800 palabras en el que evalúes el uso de sillas de ruedas, grúas de transferencia, bastones, andadores y camas articuladas en una institución ficticia de atención a personas dependientes. Analiza cómo estas ayudas técnicas mejoran la calidad de vida del usuario y facilitan el trabajo del personal. Propón mejoras en su mantenimiento, formación del personal y adaptación a necesidades individuales.

4. Elabora un protocolo completo para la prevención de caídas y accidentes en un centro sociosanitario. Incluye factores de riesgo, estrategias de prevención, procedimientos en caso de caída, uso de ayudas técnicas y recomendaciones de seguridad ambiental. Presenta el documento en formato estructurado, con pasos detallados y ejemplos de medidas aplicadas en otros centros.

5. Escribe un informe de 1000 palabras en el que analices la gestión de residuos biológicos, químicos y punzantes en una institución ficticia. Describe los protocolos de eliminación, el cumplimiento de normativas sanitarias y las medidas de seguridad para el personal. Evalúa posibles mejoras en la formación del personal y la implementación de prácticas sostenibles.

6. Investiga cómo la formación en primeros auxilios influye en la capacidad de respuesta del personal en emergencias. Redacta un informe de 700 palabras en el que analices los beneficios de la capacitación continua en RCP, uso de desfibriladores, manejo de atragantamientos y control de hemorragias. Incluye recomendaciones para mejorar los programas de formación en instituciones.

7. Investiga tecnologías emergentes como sensores de movimiento, alarmas de caídas y teleasistencia aplicadas a la supervisión de personas dependientes. Crea una presentación de 8-10 diapositivas explicando cómo implementar estas tecnologías en una residencia o centro de día. Evalúa su impacto en la autonomía del usuario y la reducción de accidentes.

8. Utiliza herramientas de diseño como Canva o PowerPoint para crear una guía visual que explique los procedimientos de limpieza, desinfección y esterilización de material sanitario en instituciones.

La guía debe incluir imágenes, pasos detallados y recomendaciones sobre el uso de productos adecuados.

9. Diseña una actividad que involucre personas dependientes y jóvenes, como un taller de cocina o un proyecto de jardinería. Escribe un informe de 700 palabras detallando los objetivos, los pasos de implementación, las medidas de seguridad y los beneficios esperados tanto para los participantes como para el entorno social.

10. Escribe un artículo académico de 1500 palabras en el que examines los protocolos de higiene de manos, uso de equipos de protección individual (EPI), desinfección de superficies y manejo de residuos sanitarios en centros de atención a personas dependientes. Propón mejoras en los procesos de control y seguimiento y compara la aplicación de estas medidas en diferentes países.

Resumen

La atención sociosanitaria en instituciones requiere la aplicación de una serie de procedimientos y normativas que garantizan el bienestar de los usuarios y la seguridad del personal. Dentro de este ámbito, es fundamental el reconocimiento de las necesidades especiales de las personas dependientes, ya que algunos usuarios pueden encontrarse en situaciones especiales, como la ausencia de una red familiar o la pertenencia a una familia desestructurada. Estas circunstancias influyen en su nivel de autonomía y en el tipo de apoyo que requieren en su vida cotidiana.

Para abordar estas necesidades, es imprescindible la observación y el registro de la evolución funcional del usuario, mediante técnicas e instrumentos que permitan evaluar su capacidad para realizar actividades básicas y adaptarse a las condiciones del entorno. Además, existen diversas ayudas técnicas y tecnológicas que facilitan la autonomía de las personas con dependencia, mejorando su calidad de vida y reduciendo la necesidad de asistencia constante.

En el ámbito de la atención sanitaria en instituciones, es fundamental conocer la anatomofisiología del cuerpo humano y las patologías más frecuentes, ya que estas afectan directamente la capacidad funcional del usuario. La participación del personal sociosanitario en la toma de constantes vitales permite un control del estado de salud del usuario, detectando posibles complicaciones a tiempo.

Asimismo, la administración de medicación por diferentes vías (oral, tópica y rectal) es una tarea clave en el cuidado diario, especialmente en el caso de usuarios con enfermedades crónicas como la diabetes, donde la correcta administración de insulina es crucial para evitar complicaciones graves. Además, en algunas instituciones es necesario colaborar en la aplicación de tratamientos específicos, como la aerosolterapia y la oxigenoterapia, empleados para tratar afecciones respiratorias. También es común la aplicación de técnicas de frío y calor, utilizadas en el tratamiento del dolor, inflamaciones o lesiones musculares. En este contexto, es fundamental el manejo adecuado de los materiales utilizados en la administración de medicamentos, así como el conocimiento de los riesgos asociados a los fármacos, incluyendo reacciones adversas y errores en la medicación. La prevención de riesgos laborales en las tareas sanitarias es un aspecto esencial, ya que el personal puede verse expuesto a infecciones, lesiones musculoesqueléticas o contacto con sustancias peligrosas.

Otro de los aspectos fundamentales en la atención sociosanitaria es la movilización, traslado y deambulación de los usuarios, ya que muchos de ellos presentan dificultades para desplazarse por sí mismos. Para realizar estas tareas de forma segura, es necesario conocer los principios anatomofisiológicos del aparato locomotor, así como la biomecánica de las articulaciones y las patologías que pueden afectar la movilidad. En este contexto, es imprescindible aplicar técnicas seguras de movilización, preparando correctamente el entorno y utilizando métodos adecuados para cada tipo de usuario. En algunos casos, los usuarios requieren acompañamiento en la deambulación, lo que implica la supervisión y el uso de ayudas técnicas como andadores o bastones.

Dado que los accidentes por caídas son frecuentes en personas con movilidad reducida, es necesario aplicar estrategias de prevención de caídas y accidentes, como la eliminación de obstáculos y el ajuste del entorno a las necesidades del usuario. La prevención de riesgos laborales en estas tareas se enfoca en la protección del trabajador, asegurando que la movilización se realice sin esfuerzo excesivo y utilizando posturas correctas.

En situaciones de emergencia, la prestación de primeros auxilios es una competencia clave en la atención sociosanitaria. Para ello, es esencial saber identificar situaciones de riesgo y aplicar los protocolos adecuados para cada caso. Entre las principales emergencias que pueden surgir en instituciones se encuentran las intoxicaciones, que requieren una rápida identificación del agente tóxico y la adopción de medidas para minimizar sus efectos. Otra situación frecuente es el atragantamiento, en el cual la aplicación de la maniobra de Heimlich puede salvar la vida del usuario. Los traumatismos también son comunes, por lo que es importante saber cómo realizar vendajes e inmovilizaciones para evitar complicaciones. En casos más graves, como el paro cardiorrespiratorio, es fundamental aplicar la reanimación cardiopulmonar (RCP) hasta la llegada de los servicios de emergencia. Además, es importante saber cómo actuar en caso de hemorragias externas, quemaduras, congelaciones, descargas eléctricas y mordeduras o picaduras, aplicando las medidas de primeros auxilios adecuadas para minimizar el daño y estabilizar al usuario hasta recibir atención médica.

El mantenimiento del botiquín es un aspecto esencial en la gestión de emergencias, ya que un botiquín bien equipado permite una respuesta rápida y eficaz ante cualquier incidente. Su contenido debe incluir material de curas, instrumental básico, soluciones desinfectantes y, en algunos casos, medicamentos de uso urgente. La revisión periódica del botiquín es necesaria para reponer material gastado o caducado y asegurar que todos los elementos se encuentran en condiciones óptimas para su uso.

En el ámbito sociosanitario, la limpieza y desinfección del material sanitario es clave para prevenir infecciones y garantizar la seguridad de los usuarios. La aplicación de operaciones de limpieza incluye el uso de detergentes adecuados, el lavado con agua caliente y el secado correcto de los instrumentos. Posteriormente, es necesario aplicar un proceso de desinfección, mediante productos químicos o métodos físicos, dependiendo del tipo de material y su grado de exposición a microorganismos. En los casos en los que se requiera una eliminación total de patógenos, se debe recurrir a la esterilización, utilizando métodos como el autoclave, el calor seco o el óxido de etileno. La prevención de infecciones no solo depende de la correcta limpieza y desinfección del material, sino también del cumplimiento de medidas de higiene como el lavado de manos, el uso adecuado de equipos de protección individual (EPI) y la correcta manipulación de superficies y utensilios de uso común.

Otro aspecto clave en la seguridad sociosanitaria es la eliminación de residuos sanitarios, que debe realizarse siguiendo normativas estrictas para evitar riesgos biológicos, químicos o ambientales. Los residuos sanitarios se clasifican en no peligrosos, biológicos e infecciosos, materiales punzantes y residuos farmacéuticos, cada uno de los cuales requiere un tratamiento específico. Para su eliminación, es necesario separarlos en contenedores adecuados, almacenarlos de forma segura y transportarlos a instalaciones especializadas para su destrucción o tratamiento final.

Por último, la prevención de riesgos laborales en las tareas de limpieza del material sanitario es esencial para evitar accidentes y enfermedades ocupacionales. Los principales riesgos incluyen exposición a agentes biológicos, contacto con productos químicos tóxicos, lesiones por movimientos repetitivos o manipulación de objetos cortantes. Para minimizar estos riesgos, el personal debe utilizar EPI adecuados, aplicar técnicas seguras de manipulación y seguir los protocolos establecidos para la limpieza y eliminación de residuos. La formación continua en prevención de riesgos es clave para garantizar la seguridad del personal y la eficacia de los procedimientos de limpieza en el entorno sociosanitario.

Prueba de evaluación final

1. ¿Qué situaciones pueden afectar la atención sociosanitaria de una persona dependiente?

   a) Falta de recursos económicos.

   b) Problemas familiares, como familias desestructuradas.

   c) Situaciones de aislamiento social.

   d) **Todas las anteriores.**

2. ¿Cuál es la herramienta más utilizada para la observación y registro de la evolución funcional de un usuario?

   a) Registros narrativos subjetivos.

   b) Informes verbales del personal de limpieza.

   c) **Escalas de valoración funcional.**

   d) Ninguna de las anteriores.

3. ¿Cuál de los siguientes elementos es un ejemplo de ayuda técnica para la vida cotidiana?

   a) **Grúas para traslado.**

   b) Cámaras de videovigilancia.

   c) Medicamentos de uso crónico.

   d) Material de escritorio.

4. ¿Cuál de las siguientes funciones pertenece al sistema nervioso central?

a) **Controla los movimientos voluntarios e involuntarios.**

b) Se encarga exclusivamente de la digestión.

c) Permite la circulación sanguínea sin intervención del cerebro.

d) Almacena nutrientes esenciales para el organismo.

5. ¿Qué parámetro NO forma parte de la toma de constantes vitales?

a) Frecuencia cardíaca.

b) **Índice de masa corporal (IMC).**

c) Presión arterial.

d) Temperatura corporal.

6. ¿Cuáles son las principales vías de administración de medicamentos en un entorno sociosanitario?

a) Intravenosa, epidérmica y rectal.

b) Nasal, intravenosa y oral.

c) Cutánea, intradérmica e intravenosa.

d) **Oral, tópica y rectal.**

7. ¿Qué tratamiento se emplea en una crisis de hipoglucemia en una persona con diabetes?

a) Administrar insulina de acción rápida.

b) **Proporcionar glucosa de absorción rápida.**

c) Suministrar agua en grandes cantidades.

d) Esperar 30 minutos sin intervenir.

8. ¿Cuál de los siguientes dispositivos se utiliza en aerosolterapia?

a) Tensiómetro.

b) Fonendoscopio.

c) Nebulizador.

d) Electrocardiógrafo.

9. ¿Para qué se utilizan los tratamientos de frío-calor en el ámbito sociosanitario?

a) Para aliviar el dolor y reducir inflamaciones.

b) Para aumentar la presión arterial en pacientes con hipotensión.

c) Para tratar infecciones respiratorias.

d) Para corregir deformaciones óseas.

10. ¿Qué factor es importante en la prevención de riesgos en la administración de medicamentos?

a) Comprobar la dosis y la vía de administración antes de suministrar el medicamento.

b) Administrar el medicamento sin verificar el historial del paciente.

c) Ajustar la medicación según el criterio del auxiliar de enfermería.

d) Almacenar todos los medicamentos juntos, sin etiquetado especial.

11. ¿Qué estructura del cuerpo humano es la principal responsable del movimiento voluntario?

a) Sistema nervioso central.

b) Sistema digestivo.

c) Sistema inmunológico.

d) Sistema linfático.

12. ¿Qué posición anatómica es más adecuada para una persona con problemas respiratorios?

a) Decúbito prono.

b) **Posición Fowler.**

c) Decúbito supino.

d) Posición genupectoral.

13. ¿Cuál es la principal causa de caídas en personas dependientes?

a) Exceso de alimentación.

b) **Alteraciones del equilibrio y debilidad muscular.**

c) Estrés emocional.

d) Factores hereditarios.

14. ¿Cuál de los siguientes elementos es una ayuda técnica para la deambulación?

a) Silla de ruedas.

b) Bastón.

c) Andador.

d) **Todas las anteriores.**

15. ¿Qué principio de mecánica corporal es correcto para levantar a un usuario de la cama?

a) Doblar la espalda al inclinarse.

b) **Flexionar las rodillas y usar la fuerza de las piernas.**

c) Tirar de los brazos del usuario con fuerza.

d) Girar bruscamente el tronco al levantar al usuario.

16. ¿Qué se debe hacer en caso de una intoxicación por ingestión de sustancias químicas?

    a) Inducir el vómito inmediatamente.

    b) **Llamar a emergencias y administrar agua solo si está indicado.**

    c) Darle café o leche para neutralizar el veneno.

    d) Esperar a que el usuario expulse la sustancia por sí solo.

17. ¿Cómo se debe actuar ante un atragantamiento con obstrucción total de las vías respiratorias?

    a) Darle golpes en la espalda mientras bebe agua.

    b) **Aplicar la maniobra de Heimlich.**

    c) Hacer que el usuario se recueste y respire profundo.

    d) No intervenir y esperar a que se resuelva solo.

18. ¿Cuál es el orden correcto en la reanimación cardiopulmonar (RCP)?

    a) Comprobar pulso, aplicar ventilaciones, realizar compresiones torácicas.

    b) **Comprobar respuesta, llamar al 112, iniciar compresiones torácicas y ventilaciones.**

    c) Administrar oxígeno, colocar al paciente en posición lateral, llamar a emergencias.

    d) Levantar las piernas del usuario y esperar a que recupere el conocimiento.

19. ¿Qué procedimiento se debe seguir antes de desinfectar un material sanitario?

a) Realizar una limpieza previa con agua y detergente.

b) Colocar el material en un contenedor sin lavarlo.

c) Envolverlo en una bolsa y dejarlo reposar 24 horas.

d) Someterlo directamente a calor seco.

20. ¿Qué método de esterilización es el más utilizado en hospitales?

a) Autoclave (vapor a alta presión).

b) Radiación UV.

c) Alcohol al 70%.

d) Lavado con agua caliente.

21. ¿Cómo deben eliminarse los residuos punzantes, como agujas usadas?

a) En una bolsa de basura común.

b) En un contenedor rígido especial para material punzante.

c) Enterrándolos en un área segura.

d) Lavándolos y reutilizándolos.

22. ¿Cuál es el principal objetivo de la prevención de infecciones en entornos sociosanitarios?

a) Garantizar el almacenamiento de medicamentos.

b) Evitar la propagación de microorganismos y enfermedades.

c) Reducir la cantidad de personal necesario en la atención.

d) Minimizar el uso de materiales de limpieza.

Glosario

- **Aerosolterapia:** técnica que administra medicamentos en forma de partículas suspendidas en el aire, facilitando su inhalación para tratar afecciones respiratorias.

- **Ayudas técnicas:** dispositivos o herramientas que facilitan la autonomía y movilidad de las personas dependientes, como sillas de ruedas, andadores o grúas de transferencia.

- **Autoclave:** dispositivo de esterilización que utiliza vapor de agua a alta presión y temperatura para eliminar microorganismos en materiales sanitarios.

- **Bioseguridad:** conjunto de medidas y protocolos destinados a prevenir la transmisión de enfermedades y proteger la salud de los trabajadores y usuarios en entornos sanitarios.

- **Bisturí:** instrumento quirúrgico con hoja afilada utilizado para realizar incisiones en la piel o tejidos.

- **Constantes vitales:** parámetros fisiológicos que indican el estado de salud de una persona, incluyendo frecuencia cardíaca, presión arterial, temperatura y frecuencia respiratoria.

- **Cuidados paliativos:** atención especializada destinada a mejorar la calidad de vida de personas con enfermedades avanzadas o terminales, aliviando el dolor y otros síntomas.

- **Contaminación cruzada:** transferencia de microorganismos patógenos de una persona, objeto o superficie a otra, provocando infecciones.

- **Deambulación:** capacidad de una persona para caminar por sí misma o con apoyo de dispositivos como bastones o andadores.

- **Desfibrilador Externo Automático (DEA):** dispositivo que administra descargas eléctricas controladas para restablecer el ritmo cardíaco en casos de paro cardíaco.

- **Desinfección:** proceso que elimina la mayoría de los microorganismos patógenos de superficies, materiales o equipos, sin garantizar la eliminación total de esporas.

- **Esterilización:** procedimiento que elimina todos los microorganismos, incluidas las esporas, mediante métodos físicos o químicos, garantizando la total asepsia del material sanitario.

- **Equipo de Protección Individual (EPI):** conjunto de elementos utilizados por el personal sanitario para reducir el riesgo de exposición a agentes biológicos, químicos o físicos (guantes, mascarillas, batas, gafas de protección).

- **Escalas de valoración funcional:** herramientas utilizadas para evaluar el grado de autonomía o dependencia de una persona en actividades de la vida diaria.

- **Fractura:** ruptura parcial o total de un hueso, que puede ser causada por traumatismos o enfermedades óseas.

- **Férula:** dispositivo utilizado para inmovilizar una extremidad en caso de fractura o lesión.

- **Fowler (posición de):** posición en la que el usuario está semiincorporado con un ángulo de 30° a 90°, utilizada para facilitar la respiración y la alimentación.

- **Hemorragia:** pérdida de sangre debido a una lesión en los vasos sanguíneos. Puede ser externa (visible) o interna (no visible).

- **Hipoglucemia:** descenso anormal de los niveles de glucosa en sangre, común en personas con diabetes.

▼ **Hipotermia:** disminución de la temperatura corporal por debajo de los 35°C, que puede poner en peligro la vida.

▼ **Infección nosocomial:** infección adquirida dentro de un hospital o centro sociosanitario debido al contacto con microorganismos patógenos presentes en el entorno.

▼ **Inmovilización:** técnica utilizada para restringir el movimiento de una extremidad o parte del cuerpo tras una lesión o fractura.

▼ **Intoxicación:** efecto perjudicial causado por la ingesta, inhalación o contacto con sustancias tóxicas.

▼ **Mecánica corporal:** conjunto de principios que permiten realizar movimientos de manera eficiente y segura, reduciendo el riesgo de lesiones en el trabajador y en el usuario.

▼ **Movilización:** técnicas utilizadas para cambiar de posición a una persona dependiente, facilitando su confort y previniendo úlceras por presión.

▼ **Medicamentos de uso tópico:** fármacos aplicados directamente sobre la piel o mucosas para tratar afecciones localizadas.

▼ **Oxigenoterapia:** administración de oxígeno suplementario para mejorar la oxigenación en personas con insuficiencia respiratoria.

▼ **Objetos punzantes:** material sanitario que puede causar heridas cortantes o perforantes (agujas, bisturíes, lancetas).

▼ **Paro cardíaco:** cese repentino de la actividad del corazón, lo que impide la circulación sanguínea y requiere intervención inmediata mediante RCP o desfibrilación.

▼ **Prevención de caídas:** conjunto de medidas destinadas a evitar caídas en personas con movilidad reducida, incluyendo adaptaciones del entorno y uso de ayudas técnicas.

▼ **Primeros auxilios:** atención inmediata y temporal que se brinda a una persona en situación de emergencia hasta la llegada de profesionales sanitarios.

- **RRCP (Reanimación Cardiopulmonar):** técnica de emergencia que combina compresiones torácicas y ventilaciones para restablecer la circulación sanguínea y la oxigenación en una persona en paro cardíaco.

- **Residuos sanitarios:** desechos generados en el ámbito sociosanitario, que pueden incluir materiales contaminados, objetos punzantes o productos químicos, y deben eliminarse siguiendo protocolos de seguridad.

- **Riesgo biológico:** peligro derivado del contacto con microorganismos patógenos presentes en sangre, fluidos corporales o superficies contaminadas.

- **Síndrome de inmovilización:** conjunto de alteraciones que afectan a una persona debido a la falta de movimiento prolongada, incluyendo pérdida de masa muscular y úlceras por presión.

- **Sonda vesical:** dispositivo utilizado para drenar la orina desde la vejiga en personas con problemas de micción.

- **Supervisión sanitaria:** observación y registro del estado de salud de un usuario para detectar cambios en su evolución y adaptar su atención.

- **Toma de constantes vitales:** medición de parámetros fisiológicos esenciales como frecuencia cardíaca, temperatura, presión arterial y frecuencia respiratoria.

- **Técnicas de transferencia:** métodos utilizados para trasladar a personas dependientes de una superficie a otra (cama a silla, silla a inodoro, etc.).

- **Torniquete:** banda elástica utilizada para detener hemorragias severas, restringiendo el flujo sanguíneo en una extremidad.

- **Úlceras por presión:** lesiones en la piel y tejidos subyacentes causadas por la presión prolongada en una zona del cuerpo, comunes en personas encamadas o con movilidad reducida.

- **Unidad de cuidados sociosanitarios:** espacio dentro de un centro asistencial destinado a la atención de personas con necesidades sanitarias específicas.
- **Vendaje compresivo:** técnica utilizada para controlar hemorragias o inmovilizar una zona afectada.
- **Ventilación mecánica:** procedimiento que asiste la respiración de personas con insuficiencia respiratoria grave.
- **Vía de administración de medicamentos:** forma en la que un medicamento es introducido en el organismo, pudiendo ser oral, tópica, rectal, intravenosa, entre otras.

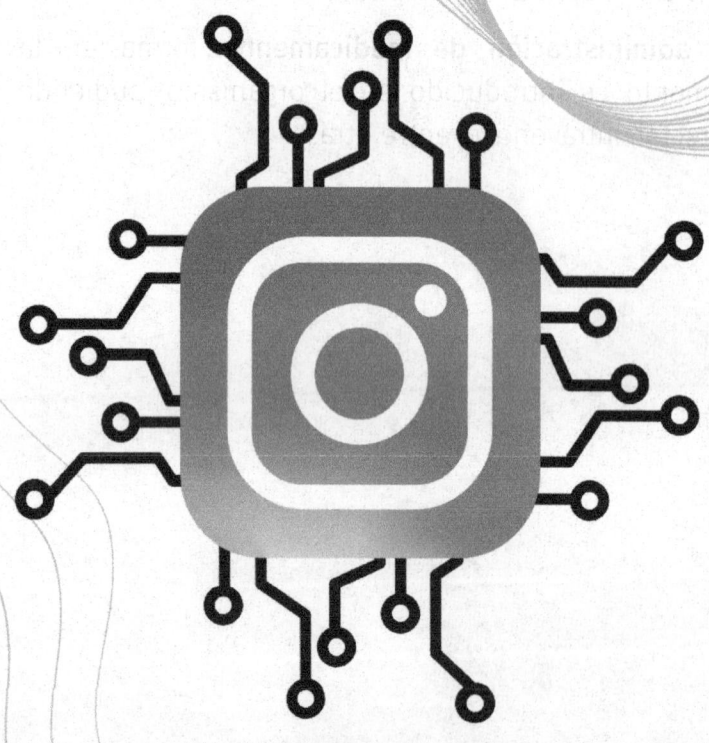